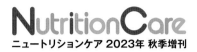

NutritionCare

ニュートリションケア 2023年 秋季増刊

JN025146

経腸栄養プランニング

クターに任される管理栄養士になる！

編著

西條豪

独立行政法人労働者健康安全機構大阪労災病院
栄養管理部栄養管理室長

MC メディカ出版

編集にあたって

　近年の診療報酬改定では、管理栄養士による栄養管理業務がとくに評価されるようになりました。

　ここで重要なことは、管理栄養士自身が加算の意味、本質的に求められていることは何かを理解し、行動することです。今、私たち管理栄養士に求められていることは、経口摂取のみに限定された単なる御用聞きや食事の調整、指導役ではなく、すべての栄養投与経路を含めた栄養療法を担う栄養管理の専門家として、治療へ貢献することだと考えられます。そして他職種との信頼関係のうえで、その存在意義を広く認識してもらう必要があります。

　そのなかでも経腸栄養管理は、管理栄養士がイニシアティブをもつべき重要な分野です。多種多様な患者病態を見きわめ、治療方針を理解したうえで、理論と根拠に基づいた適切な経腸栄養プランニングを立案することで、はじめて信頼を得ることが可能となります。

　今回、すべての記事を管理栄養士の先生に執筆いただいています。本企画がみなさまの経腸栄養管理のお役に立てると同時に、病院管理栄養士における共通認識の一部につながることを期待します。

2023 年 7 月

独立行政法人労働者健康安全機構大阪労災病院栄養管理部栄養管理室長

西條豪

ドクターに任される管理栄養士になる！

経腸栄養
プランニング

Contents

第1章　経腸栄養法の基本

ニュートリションケア 2023年 秋季増刊

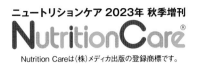

NutritionCare®

Nutrition Careは(株)メディカ出版の登録商標です。

第2章 症例でわかる経腸栄養プランニングのポイント

編集・執筆者一覧

編集

西條豪　さいじょう・たけし　独立行政法人労働者健康安全機構大阪労災病院栄養管理部栄養管理室長

執筆者（50音順）

小川晴久	おがわ・はるひさ	前・医療法人財団松圓会東葛クリニック病院栄養部臨床栄養課管理栄養士（現・なごや訪問クリニック事務長／管理栄養士）	第2章12
黒川萌音	くろかわ・もね	社会医療法人近森会近森病院臨床栄養部管理栄養士	第2章9
後藤啓太	ごとう・けいた	国家公務員共済組合連合会大手前病院栄養管理室管理栄養士	第2章8
西條豪	さいじょう・たけし	独立行政法人労働者健康安全機構大阪労災病院栄養管理部栄養管理室長	第1章4
齊藤大蔵	さいとう・だいぞう	社会医療法人ジャパンメディカルアライアンス海老名総合病院医療技術部栄養科科長代理	第1章2、第2章2
佐保洸太	さほ・こうた	前・社会医療法人共愛会戸畑共立病院栄養科管理栄養士（現・学校法人聖路加国際大学聖路加国際病院栄養科管理栄養士）	第2章4
佐保麻貴	さほ・まき	前・社会医療法人共愛会戸畑リハビリテーション病院栄養科管理栄養士	第2章11
竹谷耕太	たけたに・こうた	独立行政法人労働者健康安全機構大阪労災病院栄養管理部管理栄養士	第1章3
田部大樹	たべ・だいき	社会医療法人近森会近森病院臨床栄養部管理栄養士	第2章6
寺田師	てらだ・つかさ	医療法人社団愛友会上尾中央総合病院診療技術部栄養科主任	第2章5
徳丸季聡	とくまる・としあき	金沢大学附属病院栄養管理部栄養管理室長	第2章1
福勢麻結子	ふくせ・まゆこ	東京医科大学病院栄養管理科	第2章3
藤野滉平	ふじの・こうへい	独立行政法人労働者健康安全機構大阪労災病院栄養管理部管理栄養士	第2章10
舟木健二	ふなき・けんじ	医療法人社団愛友会上尾中央総合病院診療技術部栄養科	第2章5
宮澤靖	みやざわ・やすし	東京医科大学病院栄養管理科科長	第2章3
宮島功	みやじま・いさお	社会医療法人近森会近森病院臨床栄養部部長	第2章9
森茂雄	もり・しげお	愛知県厚生農業協同組合連合会豊田厚生病院栄養管理室課長	第1章1、第2章13
八幡謙吾	やはた・けんご	JA広島総合病院栄養科管理栄養士	第2章7

本書で使用しているおもな略語一覧

AAA	aromatic amino acid　芳香族アミノ酸
ABW	adjusted body weight　調整（節）体重
AC	arm circumference　上腕周囲長
ADL	activities of daily living　日常生活動作
AKI	acute kidney injury　急性腎障害
Alb	albumin　アルブミン
ALP	alkaline phosphatase　アルカリホスファターゼ
ALT	alanine transaminase　アラニンアミノ基転移酵素
AMA	arm muscle area　上腕筋面積
AMC	arm muscle circumference　上腕筋囲長
AMY	amylase　アミラーゼ
AST	aspartate aminotransferase　アスパラギン酸アミノ基転移酵素
BCAA	branched chain amino acids　分岐鎖アミノ酸
BEE	basal energy expenditure　基礎エネルギー消費量
BMI	body mass index　体格指数
BNP	brain natriuretic peptide　脳性ナトリウム利尿ペプチド
BUN	blood urea nitrogen　血中尿素窒素
CC	calf circumference　下腿周囲長
CCU	cardiovascular care unit　心疾患集中治療室
CHDF	continuous hemodiafiltration　持続緩徐式血液濾過透析
ChE	cholinesterase　コリンエステラーゼ
CK	creatine kinase　クレアチンキナーゼ
CKD	chronic kidney disease　慢性腎臓病
CONUT	controlling nutritional status
COPD	chronic obstructive pulmonary disease　慢性閉塞性肺疾患
Cre	creatinine　クレアチニン
CRP	C-reactive protein　C反応性蛋白
CRRT	continuous renal replacement therapy　持続的腎代替療法
CT	computed tomography　コンピュータ断層撮影
DGE	delayed gastric emptying　胃内容排出遅延
DIC	disseminated intravascular coagulation　播種性血管内凝固症候群
(e) GFR	(estimated) glemerular filtration rate　（推算）糸球体濾過量
ENBD	endoscopic nasobiliary drainage　内視鏡的経鼻胆管ドレナージ
ENPD	endoscopic naso-pancreatic drainage　内視鏡的経鼻膵管ドレナージ
ERCP	endoscopic retrograde cholangiopancreatography　内視鏡的逆行性胆管膵管造影
GLP-2	glucagon-like peptide-2　ヒトグルカゴン様ペプチド-2
Glu	glucose　グルコース
GNRI	geriatric nutritional risk index
Hb	hemoglobin　ヘモグロビン

HDL-C	high density lipoprotein cholesterol　HDL コレステロール
IBW	ideal body weight　標準（理想）体重
ICU	intensive care unit　集中治療室
IVR	interventional radiology　画像下治療
JCS	Japan coma scale　ジャパン・コーマ・スケール
LDH	lactate dehydrogenase　乳酸脱水素酵素
LDL-C	low density lipoprotein cholesterol　LDL コレステロール
LES	late evening snack　就寝前補食療法
LVEF	left ventricular ejection fraction　左室駆出率
MUST	malnutrition universal screening tool
NAC	neoadjuvant chemotherapy　術前補助化学療法
NOMI	non-occlusive mesenteric ischemia　非閉塞性腸管虚血
NPPV	non invasive positive pressure ventilation　非侵襲的陽圧換気療法
NST	nutrition support team　栄養サポートチーム
ONS	oral nutrition supplements　経口的栄養補助
PD	pancreaticoduodenectomy　膵頭十二指腸切除術
PEG-J	percutaneous endoscopic gastro-jejunostomy　経胃瘻的小腸瘻造設術
PLT	platelet　血小板
PPN	peripheral parenteral nutrition　末梢静脈栄養
PT	prothrombin time　プロトロンビン時間
PTEG	percutaneous trans-esophageal gastro-tubing　経皮経食道胃管挿入術
QOL	quality of life　生活の質
RASS	richmond agitation-sedation scale　鎮静スケール
RBC	red blood cell　赤血球
RNA	ribonucleic acid　リボ核酸
RRT	renal replacement therapy　腎代替療法
RS	refeeding syndrome　リフィーディング症候群
SMI	skeletal muscle mass index　骨格筋指数
SSPPD	subtotal stomachpreserving pancreaticoduo denectomy　十二指腸切除術
T-Bil	total bilirubin　総ビリルビン
Tcho	total cholesterol　総コレステロール
TG	triglyceride　トリグリセリド
TP	total protein　総蛋白質
TPN	total parenteral nutrition　中心静脈栄養
TSF	triceps skinfold　上腕三頭筋皮下脂肪厚
TTR	transthyretin　トランスサイレチン
UA	uric acid　尿酸
VE	videoendoscopic evaluation of swallowing　嚥下内視鏡
WBC	white blood cell　白血球
γ -GT	γ -glutamyl transferase　ガンマ・グルタミルトランスフェラーゼ

経腸栄養法の
基本

1 経腸栄養プランニングの考え方

愛知県厚生農業協同組合連合会豊田厚生病院栄養管理室課長　**森茂雄**（もり・しげお）

考え方の基本

栄養療法の種類と定義

栄養療法には、経口、経管、経静脈という3つの投与ルートが存在します。経腸栄養には、口から摂取する「経口栄養」と、チューブを用いる「経管栄養」があります。

日本外科代謝栄養学会の『代謝・栄養・侵襲 用語ガイドライン』で、経管栄養は「チューブを用いて経腸栄養を行うこと」、経腸栄養は「消化管を通して栄養投与を行うこと。広義には経口栄養を含む」とされています[1]。米国静脈経腸栄養学会（ASPEN）の enteral nutrition（経腸栄養）の定義は「チューブ、カテーテル、ストーマによって口腔から遠位へ消化管を経由して供給される栄養」とされています。わが国では、医療現場における経腸栄養の一般的なイメージから、経腸栄養剤を使用する栄養法であるチューブを用いた強制栄養は、経管栄養といわれることが多いようです。

栄養投与ルート決定時の指標

栄養投与ルートを決定する指標として、栄養療法のアルゴリズムがあります（**図1**）[2]。"When the gut works, use it（腸が動いているなら、腸を使おう）" という言葉から、消化管が機能しており経腸栄養の禁忌でなければ経腸栄養を選択します。消化管は、ホースのように入口から出口まで中身が空洞でつながっています。穴が開く、詰まるなどの消化管が正常に機能しない状態では、原疾患の増悪につながるため禁忌とされます（**図2**）。

そのほかに循環動態の評価が欠かせません。循環動態は全身を巡る血液の状態のことで、血圧や脈拍、尿量などが指標とされます。経腸栄養は、消化・吸収を伴うため腹部へ血流が集まることで血圧変動を生じます。患者の状態やステージなどで、何の数値がどれだけであればよいという絶対的な正解はありません。経腸栄養の開始や中止を判断するためには、医師や看護師と一緒に循環動態を評価することが必要です。

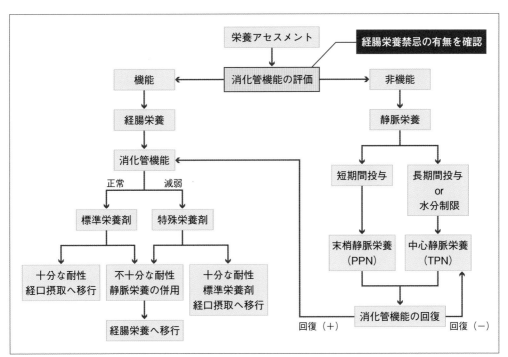

図1 栄養療法のアルゴリズム（文献 2 を参考に作成）

経腸栄養禁忌の例

● 汎発性腹膜炎：お腹に炎症が起こっている
● 腸閉塞：腸管が詰まっている
● 難治性嘔吐：嘔吐の改善が困難、頻回に嘔吐する
● 難治性下痢：下痢の改善が困難、頻回の下痢で消化吸収が困難
● 腸管虚血：腸管に血流（酸素・栄養）が行き届かない
● 消化管穿孔：消化管に穴が開いている
● 消化管出血：活動性の出血により、消化管の安静が必要　　など

循環動態の評価

①血圧
・収縮期血圧＜ 70mmHg
　　※昇圧薬の有無にかかわらず
・脈圧差＜ 30mmHg

②尿量
・≦ 500mL/ 日
・時間尿＝体重（kg）× mL/ 時間
　※ 1 時間あたり〜 24 時間で算出

図2 経腸栄養禁忌の例と循環動態の評価

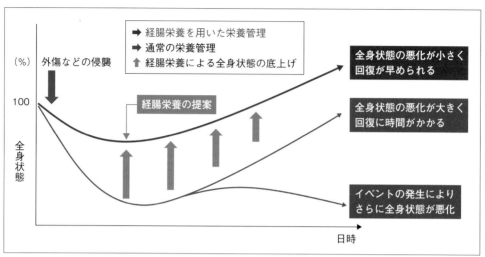

図3 侵襲が加わったときの全身状態の回復（文献3を参考に作成）

急性期から経腸栄養を行うと、生体反応をよい方向に導く。また全身状態の悪化を小さく抑え、回復を早めることも可能と考えられる。

◎ 経腸栄養のメリット

経腸栄養のメリットは、静脈栄養に比べて生理的であり、腸粘膜の萎縮を抑制して全身状態の回復を促進できることです（**図3**）[3]。管理栄養士は、腸管の使用可否の評価から栄養プランの提案・実践までを一連のかかわりとして行うことで、医師やほかの職種からの信頼が得られるようになります。

モニタリングの基本

経腸栄養の代表的なモニタリング項目として、合併症の有無（消化器系合併症、代謝性合併症、機械的［デバイス関連］合併症）と栄養投与量があげられます。

◎ 合併症の有無

消化器系合併症

消化器系合併症は、下痢、便秘、逆流、嘔吐などで必要栄養量を確保できなくなることが問題です（**図4**）。栄養投与されたぶんがどうなったのかを見届けることが大切です。

代謝性合併症

代謝性合併症は、低血糖・高血糖、脱水・溢水、肝臓・腎臓機能など、栄養代謝に関連するものです。病態や薬の影響、栄養投与量を照らし合わせてモニタリングすることが必要です。

機械的（デバイス関連）合併症

機械的（デバイス関連）合併症は、瘻孔部やチューブ類が適切に扱われているかどうかを確認します。

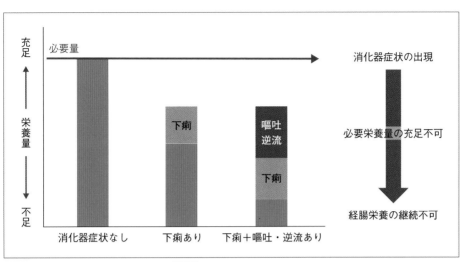

図4 消化器症状の影響

経腸栄養は、経腸栄養剤を料理、器具類を皿と考えると理解しやすいです。必要栄養量を算出しても、デバイス類を衛生的に取り扱っていなければ安全な栄養投与が成り立ちません。経腸栄養剤と器具をセットで考えることができると、医師や看護師などとのチームワークが円滑になり、栄養プランの幅も広がります。

◯ 栄養投与量

管理栄養士にとって、栄養投与量は客観的な指標です。栄養摂取量と体重の変化や合併症の有無を照らし合わせることで、問題点を整理して具体的な対応を導くことができます[4]。管理栄養士は何ができる職種なのか、ほかの職種から理解されていない面もあります。栄養摂取量に基づく理論展開は、管理栄養士が具体的に何をできるのかを、ほかの職種に理解してもらいやすい

アプローチだと思います。

経腸栄養と静脈栄養をあわせたプランニングの仕方

静脈栄養の適応は、消化管の機能不全や安全に使用できない場合[5]と、経腸栄養では必要栄養量を補えない場合に大別されます。経腸栄養に比べて静脈栄養は非生理的であり、合併症（カテーテル関連血流感染症、機械的合併症、代謝性合併症）に注意が必要です。

静脈栄養は、投与されるルートによって中心静脈栄養（TPN）と末梢静脈栄養（PPN）に分けられます。

◯ 中心静脈栄養（TPN）

TPN は、中心の太い静脈から投与されるため必要十分なエネルギー量を確保でき

ますが、高血糖の要因[6]になります。高カロリーの静脈栄養製剤が1日かけて投与されるため、1日中食事をとっているような状態であるといえます。

静脈栄養製剤は、特定の栄養素しか含まれていないものも少なくありません。経腸栄養と静脈栄養をあわせたプランニングでは、どの栄養素が含まれていないのかを確認するとともに、水分量や電解質投与量を把握できるとよいでしょう。

○ 末梢静脈栄養（PPN）

PPNは末梢の細い静脈から投与されますが、投与できるエネルギー量は1日1,000kcal程度が限界です。末梢で必要栄養量を充足させるため、アミノ酸・糖・電解質・ビタミン B_1 液（ビーフリード®輸液）が用いられることが多いです。この製剤は末梢血管投与の限界とされる浸透圧比3であり、添付文書に5％以上の副作用として血管痛、静脈炎が認められています。

るい痩が著明な患者は、末梢血管のルート確保が困難なことも珍しくありません。必要エネルギー量は経腸栄養で充足させ、不足する水分や電解質を静脈栄養で投与するなど、どちらから何を入れるかを明確にしてプランニングすることが望ましいです。静脈栄養による感染、デバイスやルート類をシンプルにする栄養プランを提案できると、医師や多職種とのチームワークも円滑になります。

また、静脈栄養の投与速度を時間で割る習慣はあっても、経管栄養の投与速度につ

いて認識していない場合も多いです。医師から経管栄養の細かい指示がなくても、管理栄養士から投与速度の指標をフォローして機械的合併症や代謝性合併症の防止に努められるとよいでしょう。

経口と併用する場合の考え方

日本臨床栄養代謝学会（JSPEN）の『静脈経腸栄養ガイドライン 第3版』では、「経口的な栄養摂取が不可能な場合、あるいは経口摂取のみでは必要な栄養量を投与できない場合には、経管栄養を選択する（推奨度AⅡ）」とされています[7]。入院前や介入前の状況を勘案して、低栄養を遷延させないように早期栄養介入することが必要です。ただし、経管栄養が現実的にむずかしいケースもあるので、治療方針や療養者・家族の希望に沿って栄養ルートを考えなければいけません。

経口と経管を併用する場合は、必要栄養量を経口栄養ですべて充足させるか、経口はお楽しみ程度にとどめるのかというゴール設定によって、経口と経管の栄養比率が異なります。

経口を促すなら、食事前には空腹になるように経管栄養の投与時間を調整しなければ食欲が出ません。朝と夜は経管栄養を行い、昼は経口摂取後にするなどの調整が必要です。また、経管栄養から経口への移行で必要エネルギー量の充足が可能でも、飲水量が不足することは珍しくありません。

移行段階から水分摂取量が確保できるかどうかのモニタリングを忘れないようにしましょう。

引用・参考文献
1) 日本外科代謝栄養学会. 代謝・栄養・侵襲 用語ガイドライン.（http://www.jsmmn.jp/dic/w_ka.html, 2023 年 7 月閲覧）.
2) ASPEN Board of Directors and the Clinical Guidelines Task Force. Guidelines for the use of parenteral and enteral nutrition in adult and pediatric patients. JPEN. J. Parenter. Enteral Nutr. 26（1 Suppl）, 2002, 1SA-138SA.
3) 西口幸雄ほか. "急性期病態における経腸栄養法の適応". 経腸栄養剤の種類と選択 改訂版：どのような時, どの経腸栄養剤を選択するべきか. 井上善文ほか編. 大阪, フジメディカル出版, 2009, 16-21.
4) 森茂雄. "栄養不良の原因の特定". "超"実践！高齢者の栄養ケア：病院・高齢者施設でいかせる. 大阪, メディカ出版, 2022, 103-12.
5) 厚生労働省. 重症副作用疾患別対応マニュアル：高血糖.（https://www.mhlw.go.jp/topics/2006/11/dl/tp1122-1d21.pdf, 2023 年 7 月閲覧）.
6) Guidelines for use of total parenteral nutrition in the hospitalized adult patient. A.S.P.E.N. Board of Directors. JPEN. J. Parenter. Enteral Nutr. 10（5）, 1986, 441-5.
7) 日本静脈経腸栄養学会編. "栄養療法の選択基準". 静脈経腸栄養ガイドライン. 第3版. 東京, 照林社, 2013, 14-23.

1

経腸栄養プランニングの考え方

第 1 章

経腸栄養法の基本

2 経腸栄養の投与ルート

社会医療法人ジャパンメディカルアライアンス海老名総合病院医療技術部栄養科科長代理
齊藤大蔵（さいとう・だいぞう）

はじめに

栄養の投与ルートとして、経口的、経腸的、経静脈的の3つがあげられます。このうち、腸管を使用する栄養投与ルートは、経口的・経腸的投与です。栄養投与ルートの選択は、腸管が使用できれば腸管を使用することが推奨されており、嚥下状態が悪い場合や意識状態が悪く口から食事が食べられない場合には、経腸的な投与ルートが推奨されています。

本稿では、経腸的投与における投与経路別のメリット・デメリットやモニタリングポイントについて解説します。

経腸栄養チューブの 挿入部と留置位置

経腸的な栄養投与方法を経腸栄養といいます。経腸栄養は、チューブを消化管内（胃、小腸）に挿入して栄養剤などを投与する方法です。経腸栄養ではチューブを用いますが、チューブをどこから挿入するか、

そして栄養剤が出てくる先（チューブの先端）をどこに留置するかがポイントになります。挿入部位と留置位置を 図1 に示します。

挿入部位は直接確認することができますが、留置位置は外観だけではわかりません。後述しますが、X線撮影などで経腸栄養チューブの留置位置を確認できる場合もあります。われわれ管理栄養士も医師や看護師に確認するようにしましょう。

経腸栄養チューブの 留置位置による違い

● 留置位置の違いによる メリットとデメリット

次に、留置位置の違いによるメリットとデメリットを解説し、留置位置を選択する具体的なシチュエーションなどを紹介します。それぞれのメリット・デメリットは 表1 のとおりです。教科書などで解説されているため知っている人も多いと思いますが、なぜこのようなメリット・デメリッ

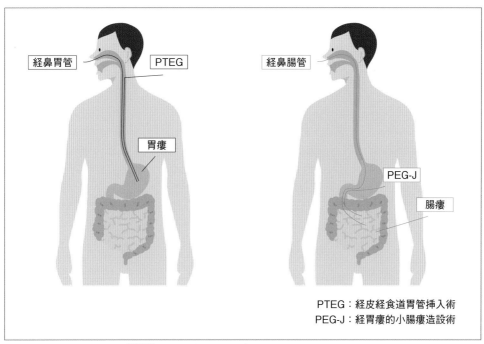

PTEG：経皮経食道胃管挿入術
PEG-J：経胃瘻的小腸瘻造設術

図1 経腸栄養チューブの挿入部位と留置位置

表1 経腸栄養チューブの留置位置の違いによるメリット・デメリット

	胃内留置	小腸留置
メリット	・留置が容易 ・胃の貯留能をいかせる	・胃内留置に比べて逆流しにくい
デメリット	・小腸留置に比べて逆流しやすい	・留置がむずかしい ・胃の貯留能をいかせない

トが生まれるのかを知っていることが大切です。なぜなら、後述するモニタリングポイントにも通じるからです。そのため、ここでは 表1 について、さらにくわしく解説します。

最初に、胃から十二指腸への食物の流れについて知る必要があります（図2）。それを踏まえて小腸への挿入について解説します。これは解剖的に噴門、幽門を越えて留置され、また胃はまっすぐなかたちの臓器ではないため、小腸留置がむずかしくなります。小腸留置の場合はX線を連続照射しながら行う方法（X線透視下）や、内視鏡を用いてチューブを留置する方法で実施される場合が多く、患者への侵襲が大きくなる点も考慮する必要があります。

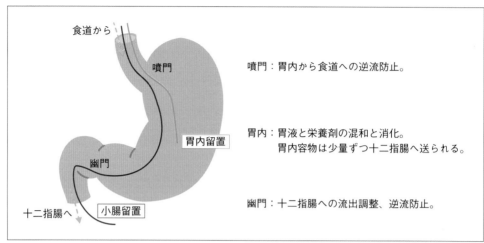

図2 胃の解剖と噴門・幽門のはたらき

食道から
噴門
胃内留置
幽門
十二指腸へ
小腸留置

噴門：胃内から食道への逆流防止。

胃内：胃液と栄養剤の混和と消化。
　　　胃内容物は少量ずつ十二指腸へ送られる。

幽門：十二指腸への流出調整、逆流防止。

○ 逆流防止機構

　次に経腸栄養チューブ位置の違いによるモニタリングポイントは、逆流防止機構と胃の貯留能から考えると理解しやすくなります。

　図2のとおり、胃の入り口は噴門、胃の出口は幽門です。経腸栄養チューブの胃内留置は噴門を越えたところ（胃内）に、小腸留置は噴門と幽門を越えたところにチューブの先端が留置されます。つまり、小腸留置では幽門と噴門による逆流防止機構がはたらくことになります（ここでは、誤嚥につながるような食道への逆流のことをさす）。そのため、小腸留置では胃内に比べて逆流しにくくなることがメリットです。

　経腸栄養を行っていると、逆流・嘔吐したり、逆流による誤嚥が疑われる患者に遭遇することが多くあると思います。しかし小腸留置は、前述のとおりチューブ留置の

ため患者負担が大きい投与ルートです。そのため、逆流・嘔吐患者においては、栄養剤の投与量や投与速度の変更、腸蠕動促進薬の使用、腸蠕動に影響を与える薬剤の検索などを行っても改善がむずかしい場合に小腸留置を検討してもよいでしょう。

　ただし、胃の排出能が低下するような病態がある場合は、早期からの小腸留置を提案します。たとえば、消化管術後の Roux stasis 症候群、消化管術後などの胃排出遅延、機能性ディスペプシア、また糖尿病患者で逆流が多い場合は自律神経障害により胃排泄能が低下している可能性があるため、小腸留置の適応になるでしょう。

○ 胃内貯留能

　続いて、胃内貯留能について解説します。胃内に投与された栄養剤は胃内で消化され、小腸で消化・吸収が行われます。胃での消化の初期は、幽門が閉まっていま

す。その後、いったん胃内に貯留した栄養剤は、消化されて少量ずつ十二指腸に流れていきます。このはたらきが胃内貯留能です。

この機構は幽門によって調整されているため、経腸栄養チューブが幽門を越えて小腸に留置された場合、胃内の貯留能をいかすことができずに栄養剤の投与速度（投与量）で小腸に流入し、小腸に対して過剰な刺激や消化・吸収が行われることになります。これは、胃の手術（幽門側胃切除術、全摘術）により幽門を切除した後に、胃の貯留能をいかせない状況と同じです。小腸への過剰な刺激は早期ダンピング症候群を起こす可能性が、また過剰な消化・吸収は後期ダンピング症候群につながる可能性があります。くわしくは後述しますが、疾患にかかわらず経腸栄養チューブの小腸留置では、ダンピング症候群がモニタリングポイントにあがります。

また、胃内貯留能をいかせるかどうかがポイントです。たとえば幽門胃切除術後の患者であれば、経腸栄養チューブが胃内に留置されていたとしても、小腸留置と同様にダンピング症候群がモニタリングポイントになります。そのため、既往に幽門側を切除するような手術や、胃から直接小腸へ流入するような手術（幽門側胃切除術、膵頭十二指腸切除術、胃-空腸バイパス術など）がある場合は、胃内留置でも注意が必要です。

モニタリングポイントと対策

消化器症状に関するモニタリングポイントを中心に解説します。

◉ 逆流・嘔吐

とくに胃内留置の場合、胃排出能の低下に起因する嘔吐であれば、留置位置の変更を検討します。このときに腹部膨満や、X線撮影による胃内ガスの貯留がないかどうか確認します。さらに胃内留置の場合、経腸栄養投与後に時間をおいて胃内残量を測定します。胃内残量に関する明確な基準はありませんが、抵抗なく胃内残量が吸引できる場合は逆流・嘔吐に注意が必要になるため、看護師との情報共有が重要です。

◉ 下痢

下痢は原因が多岐にわたるため、原因検索は非常にむずかしいです。しかし、チューブが小腸に留置されている場合は、ダンピング症候群による下痢の可能性を考慮します。ダンピング症候群について **表2** に示します。

とくに栄養剤を投与して30分前後での腹部症状モニタリングは、ダンピング症候群による下痢を見きわめるうえでは重要です。そのため、経腸栄養のプランニングを立案するだけでなく、実施後のモニタリングのためにもベッドサイドに出向くことが重要です。また、ダンピング症候群による消化器症状への対応策としては、食事と同

表2 ダンピング症候群の種類と症状

	早期ダンピング症候群	後期ダンピング症候群
時間	投与後30分以内	投与後2〜3時間
症状	・発汗、頻脈 ・熱感などの全身症状 ・腹鳴、腹部膨満 ・腹痛、下痢などの腹部症状	・全身脱力感、倦怠感 ・冷や汗、めまい、失神発作 ・低血糖

様に少量・頻回の経腸栄養が有効です。そのため、経腸栄養の内容および投与スケジュールを病棟スタッフと一緒に調整しましょう。

おわりに

　本稿では、投与経路による経腸栄養のポイントについて解説しました。われわれ管理栄養士であれば、投与する栄養剤の内容や投与量を考えます。しかし、それだけでは対応できない患者に遭遇することもあります。その際に投与経路を変更することで、経腸栄養を適切に継続できることがあります。

　投与経路については多職種との連携がないと実施できませんし、さらにモニタリングでは多職種と実施状況を把握する必要があります。ぜひ、経腸栄養のプランニングで終わらず、実施・モニタリングにも積極的にかかわり、適切な経腸栄養が実施できるようにしていきましょう。

3 経腸栄養剤の種類と特徴

独立行政法人労働者健康安全機構大阪労災病院栄養管理部管理栄養士　**竹谷耕太**（たけたに・こうた）

はじめに

現在、経腸栄養剤は 200 種類以上もの多数の製品が市販されていますが[1]、このうちのほとんどを占める食品の経腸栄養剤は、疾患に対する効果効能を直接示すことができません。このことから、経腸栄養のプランニングを行う管理栄養士は患者に適した製品を選択するために、経腸栄養剤の組成や特徴を十分に理解する必要があります。

なお、医薬品のものを経腸栄養剤、食品のものを濃厚流動食とよぶ場合がありますが、本稿では総称として「経腸栄養剤」とします[2]。

経腸栄養剤の分類

● 医薬品と食品による分類

2023 年 5 月現在、医薬品には 11 種類の経腸栄養剤があります（**表1**）。この 11 種類以外の経腸栄養剤は食品です。関連する法規は、医薬品が「医薬品、医療機器等の品質、有効性及び安全性の確保等に関する法律（薬機法）」、食品が「食品衛生法」です。医薬品は栄養素を直接配合することができますが、食品は天然物と食品添加物リストに収載されている化合物に限られています。配合できるものに違いはありますが、製品における栄養の成分・組成上でのあきらかな違いはありません。

● 患者目線での医薬品と食品の違い

医薬品と食品における重要な相違点は、患者の費用負担が異なることです。患者が医薬品を用いるメリットの一つに保険適用があり、外来・在宅の場合は経済的負担が食品と比べて軽くなります。しかしデメリットとして、種類が食品に比べて少ないので、患者個人に合った適切な栄養剤が選択できない場合があることがあげられます。

一方、食品は医薬品に比べて種類が多いので、患者個人に合った栄養剤を選択できることがメリットです。デメリットとしては、食品は入院中の食事療養費による負担

表1 医薬品の経腸栄養剤

製品名	1製品あたりのエネルギー	特徴など
エンシュア・リキッド®	250kcal	標準栄養剤 1.0kcal/mL
ラコール®NF 配合経腸用液	200kcal	標準栄養剤 1.0kcal/mL
エネーボ®配合経腸用液	300kcal	高濃度（1.2kcal/mL）
エンシュア®・H	375kcal	7種類のフレーバー 高濃度（1.5kcal/mL）
イノラス®配合経腸用液	300kcal	5種類のフレーバー 高濃度（1.6kcal/mL）
ラコール®NF 配合経腸用半固形剤	300kcal	半固形栄養剤
アミノレバン®EN 配合散	213kcal	粉末、肝不全用
ヘパン ED®配合内用剤	310kcal	粉末、肝不全用成分栄養剤
ツインライン®NF 配合経腸用液	400kcal	消化態栄養剤
エレンタール®配合内用剤	300kcal	粉末、成分栄養剤
エレンタール®P 乳幼児用配合内用剤	156kcal/40g（袋） 312kcal/80g（袋）	新生児・乳幼児用成分栄養剤

であり、外来・在宅においては一般食品と同じく全額自己負担となってしまいます。

原材料による分類

経腸栄養剤は、原材料から天然濃厚流動食と人工濃厚流動食とに分類できます（**表2**）[3]。

○ 天然濃厚流動食

天然濃厚流動食は、流動食品Aなど、食品にのみ数種類だけ存在します。特徴として、天然の食品を素材とした流動食で、通常の食事と同じ消化吸収能力が必要とされること、粘度が人工濃厚流動食よりやや高いため太いサイズの栄養チューブが必要であることがあげられます。

○ 人工濃厚流動食

人工濃厚流動食は、天然の素材を人工的に処理してビタミンや微量元素を加えたものです。含有されるおもな窒素源によって成分栄養剤、消化態栄養剤、半消化態栄養剤の3種類に分類でき、それぞれ特性が異なります。

窒素源による分類

○ 成分栄養剤

(特徴)

窒素源がアミノ酸のみで構成されており、医薬品の3製品のみが該当します（**表3**）[4]。

表2 経腸栄養剤の分類（文献3を参考に作成）

	人工濃厚流動食			天然濃厚流動食
	成分栄養剤	消化態栄養剤	半消化態栄養剤	
医薬品・食品	医薬品のみ	医薬品・食品	医薬品・食品	食品のみ
糖質	デキストリン	デキストリン	デキストリンなど	粉飴、はちみつなど
窒素源	結晶アミノ酸	アミノ酸、ジペプチドおよびトリペプチド	ペプチドたんぱく質加水分解物	大豆たんぱく質、乳たんぱく質など
脂肪	きわめて少ない	なし〜多い	多い	多い
消化	不要	一部必要	多少必要	必要
吸収	必要	必要	必要	必要
残渣	なし	きわめて少ない	少ない	多い
投与できる栄養チューブサイズ	5Fr	8Fr	8Fr 以上	12Fr 以上
備考			種類が豊富	天然の素材を使用

窒素源がアミノ酸なので、消化を必要としません。また、食物繊維を含まず低残渣であり、脂質含有量はきわめて少なく配合されています。

（適応）

エレンタール®配合内用剤は短腸症候群などの吸収不良症候群、クローン病、重症急性膵炎などが適応となります。エレンタール®P乳幼児用配合内用剤は原則として2歳未満の新生児および乳幼児用の製品です。なお、医薬品のヘパンED®配合内用剤は肝不全用成分栄養剤なので、エレンタール®配合内用剤、エレンタール®P乳幼児用配合内用剤とは適応が異なります。

（注意点）

成分栄養剤のみで栄養管理を長期的に行うと、食物繊維を含まないことによる腸絨毛の萎縮、セレンを含まないことによるセレン欠乏、脂肪がきわめて少ないことによる必須脂肪酸欠乏や脂溶性ビタミンの欠乏などのリスクを伴います。したがって、これらのリスクに対して適宜、静脈栄養やサプリメントで不足する栄養素を補う必要があります。また、エレンタール®配合内用剤は通常希釈の場合、浸透圧が761mOsm/Lとほかの経腸栄養剤と比べて高いため、注入時には投与速度を緩徐にしたり、希釈濃度を下げるなどの配慮が必要です。

○ 消化態栄養剤

（特徴）

窒素源はアミノ酸が数個結合しているジペプチドおよびトリペプチドとアミノ酸で構成されています。

小腸はたんぱく質をそのまま吸収できないので、アミノ酸またはジペプチド、トリ

表3 おもな窒素源がアミノ酸・ペプチドの経腸栄養剤（文献4より一部改変）

商品名	窒素源	エネルギー濃度 kcal/mL	100kcal あたり（エネルギー比） たんぱく質 g（%）	脂質 g（%）	糖質 g（%）	NPC/N	浸透圧 mOsm/L	備考欄
エレンタール® 配合内用剤	アミノ酸100%	1.0	4.4 (17)	0.17 (1)	21.1 (82)	128	761	1包を1.0kcal/mL で溶解した場合
エレンタール®P 乳幼児用配合内用剤	アミノ酸100%	1.0	3.1 (12)	0.9 (8)	19.9 (80)	195	630	1包を1.0kcal/mL で溶解した場合
ヘパンED® 配合内用剤	アミノ酸100%	1.0	3.6 (14)	0.9 (4)	19.9 (82)	147	633	1包を1.0kcal/mL で溶解した場合
ツインライン®NF 配合経腸用液	カゼインペプチド67% アミノ酸33%	1.0	4.1 (16)	2.8 (25)	14.7 (59)	140	470〜510	
ペプチーノ®	ホエイペプチド100%	1.0	3.6 (14)	0.0 (0)	21.4 (86)	150	470〜500	
ペプタメン®インテンス	ホエイペプチド100%	1.0	9.2 (37)	3.7 (33)	7.5 (30)	43	310	
ペプタメン®AF	ホエイペプチド100%	1.5	6.3 (25)	4.4 (40)	8.8 (35)	74	440	
ペプタメン®スタンダード	ホエイペプチド100%	1.5	3.5 (14)	4.0 (36)	12.5 (50)	150	520	
ネクサス ST®	カゼインペプチド70% ホエイペプチド30% 微量のアミノ酸	1.5	4.0 (16)	2.8 (25)	14.7 (59)	131	550	
ペプタメン®プレビオ®	ホエイペプチド100%	1.5	3.8 (15)	4.3 (38)	11.1 (44)	140	550	食物繊維1.4g/100kcal
ハイネックス®イーゲル	大豆ペプチド48% コラーゲンペプチド36% アミノ酸16%	0.8	4.0 (16)	2.2 (20)	15.4 (62)	131	360	食物繊維1.4g/100kcal 粘度可変型
ハイネックス®イーゲル LC	コラーゲンペプチド55% 大豆ペプチド23% アミノ酸22%	0.8	4.0 (16)	3.8 (34)	11.8 (47)	131	340	食物繊維1.5g/100kcal 粘度可変型
アミノレバン®EN 配合散	コラーゲンペプチド51% アミノ酸49%	1.0	6.8 (26)	1.9 (15)	15.8 (59)	73.8	約513	たんぱく質を微量含む1包を1.0kcal/mL で溶解した場合

ペプチドに分解してから吸収します。吸収速度はペプチドのほうがアミノ酸よりも速いと考えられており[5]、侵襲時にはペプチドのほうがより吸収性が高くなる[6]ことから、消化態栄養剤のほうが成分栄養剤よりも窒素源としての吸収は速いと考えられています。また、半消化態栄養剤と比較して術後の下痢を抑制し、栄養剤投与期間が短縮されたという報告もある[7]ため、病態によっては半消化態栄養剤よりも患者へのメリットがあると考えられます。成分栄養剤と同様に食物繊維を含みませんが、脂質を含む製品が多く、成分栄養剤より不足している栄養素が少ないのも特徴です。

なお、窒素源がアミノ酸やペプチドのみで構成されている成分栄養剤と消化態栄養剤は、半消化態栄養剤と比べるとカード（凝乳）化が起こりにくく、より細い栄養チューブでの投与が可能です。

（適応）

成分栄養剤と同様に、消化・吸収障害時に適応[2]となります。

（注意点）

ペプチーノ®に関しては、脂質を含まないので必須脂肪酸や脂溶性ビタミンの欠乏リスクがあります。長期的に単独で使用する場合は、静脈栄養やサプリメントで不足する栄養素を補う必要があります。

なお、おもな窒素源がペプチドの栄養剤としては、ハイネックス®イーゲル、ハイネックス®イーゲルLCもあげられますが、粘度可変タイプの栄養剤で食物繊維も含まれているため、消化態栄養剤とは位置づけ

が異なります[8]。また、ペプタメン®プレビオ®も食物繊維を含むので、同様に位置づけが異なると考えられます。ほかにも、アミノレバン®EN配合散は微量ですがたんぱく質を含むため、半消化態栄養剤に分類されると考えられます。

◯ 半消化態栄養剤

（特徴）

窒素源がたんぱく質で構成されています。

成分栄養剤や消化態栄養剤と比べると種類が豊富で、市販されている製品のほとんどが半消化態栄養剤で占められています。

（適応）

消化・吸収機能に異常がない場合は、半消化態栄養剤が第一選択となります[2]。

（注意点）

窒素源がたんぱく質であり、ある程度の消化吸収能力が必要です。

病態別経腸栄養剤

病態別経腸栄養剤は、通常の栄養剤と比べて3大栄養素の比率が調整されていたり、特殊な栄養素が強化・添加されているなど、さまざまな病態に対応した製品が発売されています（表4）。

◯ 肝疾患用

肝不全では、血中のアミノ酸バランスの乱れによってフィッシャー比が低下します。肝疾患用の経腸栄養剤は芳香族アミノ

表4 代表的な病態別経腸栄養剤

疾患	製品名	おもな特徴
肝疾患	ヘパンED®配合内用剤	【1包あたり】BCAA 5.5g、Fischer比61、医薬品
	アミノレバン®EN配合散	【1包あたり】BCAA 6.1g、Fischer比38、医薬品
	ヘパス	【1パックあたり】BCAA 3.5g、Fischer比12
腎疾患	レナウェル®3	【1パック125mLあたり】エネルギー200kcal、たんぱく質3.0g、Na 2.6mEq、K 0.5mEq
	レナウェル®A	【1パック125mLあたり】エネルギー200kcal、たんぱく質0.75g、Na 2.6mEq、K 0.5mEq
	レナジーU®	【1パック200mLあたり】エネルギー300kcal、たんぱく質9.8g、Na 15mEq、K 6.0mEq
	レナジーbit®	【1パック125mLあたり】エネルギー150kcal、たんぱく質0.9g、Na 2.0mEq、K 0〜0.26mEq
	明治リーナレン®LP	【1パック125mLあたり】エネルギー200kcal、たんぱく質2.0g、Na 2.6mEq、K 1.5mEq
	明治リーナレン®MP	【1パック125mLあたり】エネルギー200kcal、たんぱく質7.0g、Na 5.2mEq、K 1.5mEq
耐糖能異常	グルセルナ®-REX	【1パック200kcalあたり】糖質17.6g、食物繊維1.8g、フラクトオリゴ糖1.6g
	明治インスロー®	【1パック200kcalあたり】糖質24.4g、食物繊維3.0g、パラチノース、キシリトール配合
	タピオン®アルファ	【1パック200kcalあたり】糖質22.0g、食物繊維3.6g、タピオカデキストリン配合
	リソース®グルコパル®	【1パック160kcalあたり】糖質19.4g、食物繊維2.0g、タピオカデキストリン、パラチノース配合
	アイソカル®グルコパル®TF	【1パック200kcalあたり】糖質21.0g、食物繊維5.2g、タピオカデキストリン、パラチノース配合
	ディムス	【1パック200kcalあたり】糖質28.6g、食物繊維4.8g
慢性呼吸不全	プルモケア®-EX	高濃度（1.5kcal/mL）、脂質エネルギー比55%
免疫調整・増強（賦活）	インパクト®	【1パックあたり】EPA・DHA640mg、アルギニン2,400mg、RNA（核酸）240mg

酸（AAA）を制限し、分岐鎖アミノ酸（BCAA）を多く含むことによってフィッシャー比が高められているため、アミノ酸バランスの乱れを是正する目的で使用されます。また就寝前補食療法（LES）にも有用です。

◎ 腎不全用

保存期腎不全や透析が施行されている病態には、たんぱく質・電解質・水分のコン

トロールが必要な場合があります。基本的に腎不全用の経腸栄養剤は電解質・水分が制限されており、たんぱく質に関しては製品によって含有量が異なります。腎機能の状態や透析の有無によって組み合わせを検討する必要があります。

◉ 耐糖能異常用

糖尿病などの耐糖能異常により血糖コントロールが不良の場合、とくに高血糖が持続する病態には、経腸栄養剤を耐糖能異常用へ切り替える対応が有効な場合があります。耐糖能異常用の製品はそれぞれ血糖コントロールへはたらきかけるしくみが異なるため、以下に例を示します。①３大栄養素の比率を調整し、低糖質にしている。②血糖コントロールに配慮した糖が配合されている。③糖質の吸収を遅らせる食物繊維の配合を工夫・強化している。

たとえば、グルセルナ®-REXのおもなしくみは①で、アイソカル®グルコパル®TFのおもなしくみは②と③が併用されて、血糖の上昇を抑制します。

◉ 慢性呼吸不全用

呼吸不全や慢性閉塞性肺疾患（COPD）などは、肺でのガス交換機能が低下して二酸化炭素が体に蓄積します。脂質は呼吸商が0.7で、炭水化物1.0、たんぱく質0.8に対して低く、呼吸した際に発生する二酸化炭素の量が少ないとされています。このことから、慢性呼吸不全用の経腸栄養剤は、脂質エネルギー比が55％と高く配合され

ているのが特徴です。

◉ 免疫調整栄養剤・免疫増強（賦活）経腸栄養剤

免疫の増強作用が期待されるグルタミンやアルギニン、リボ核酸（RNA）、n-3系多価不飽和脂肪酸などの成分が添加もしくは強化された経腸栄養剤です。『静脈経腸栄養ガイドライン第３版』によると術前投与により感染性合併症を減少させる[9]ため、周術期での使用が考えられます。しかし、標準的な栄養剤と比較して有用性はあきらかにされていないこと[10]や、成分の内容と対象疾患や術式によって、報告の結果は多岐にわたります。使用に際しては、術式や術前の栄養状態などを考慮して決める必要があります。

また、重症患者においては『日本版重症患者の栄養療法ガイドライン』で「投与しないこと」を弱く推奨されており[11]、使用するかどうかは慎重に検討する必要があります。

▐ 濃度による分類

標準的な経腸栄養剤のエネルギー濃度を1.0kcal/1.0mL に調整されている製品とすると、濃度がそれ以上の高濃度（濃縮）タイプと、それ以下の低濃度（加水）タイプとに分類できます。高濃度タイプは少容量で高エネルギーなので、浮腫や胸水などにより水分制限が必要な場合や、投与容量に制限がある病態、投与時間の短縮が必要な

場合に有用です。

低濃度タイプは栄養剤の含有水分量が多いため、追加水を投与する量が少なくなり、投与する作業量が減らせます。

剤形と物性による分類

経腸栄養剤は、剤形と物性によって「粉末」「液体」「半固形」「粘度可変」の4種類に分類できます。

◉ 粉末タイプ

粉末タイプには水分濃度の調整が容易で、運搬がしやすいなどのメリットがあります。デメリットとして、調整時に細菌汚染のリスクを伴います。

◉ 液体タイプ

液体タイプは滅菌されているため、基本的に栄養剤の包装内に細菌が存在しません。

◉ 半固形タイプ

半固形タイプは、液体タイプの栄養剤と比較して生理的とされ、胃食道逆流や下痢などの合併症対策に使用されることがあります。しかし、製品ごとに粘度が異なること、粘度測定の標準化がされていないこと、姿勢などの投与条件を考慮した詳細な検討がなされていないことなどから、使用の際には注意が必要です。自然滴下が可能な製品から加圧バッグが必要な製品まで、さまざまな粘度の半固形タイプが市販されています。

◉ 粘度可変タイプ

粘度可変タイプには、ハイネックス®イーゲル、マーメッド®ワン、マーメッドプラス®などがあります。胃内で液体から半固形状に変化する栄養剤です。粘度の高い半固形栄養剤はサイズの細い経鼻栄養チューブからの投与が困難ですが、粘度可変タイプは胃内で固まるため投与が可能です。胃酸により栄養剤が半固形化するので、胃酸の分泌量が低下するような状態や、栄養剤が胃を経由しない腸瘻からの投与などでは十分に固形化されないおそれがあり、注意が必要です。

包装（パッケージ）による分類

包装（パッケージ）には、紙パック、アルミパウチ、缶、ソフトバッグなどがあります。これらを使用する際は、投与用のイルリガートルや使い捨て経腸栄養バッグなどが必要となります。

ソフトバッグでは、封を開けて栄養チューブにそのまま接続できるRTH（ready to hang）製剤が多数発売されており、作業量を削減できて無菌的に投与可能です。近年、紙パックからでも専用の注入セット（パックテイル®経腸栄養セット）を使用することでRTH製剤として使用できるパッケージも発売されています。

引用・参考文献

1) ジェフコーポレーション編. 静脈経腸栄養年鑑 2020-21. 東京, ジェフコーポレーション, 2020, 198p.

2) 日本静脈経腸栄養学会編. "経腸栄養剤の種類と選択". 静脈経腸栄養ガイドライン. 第3版. 東京, 照林社, 2013, 24-32.

3) 佐々木雅也. "経腸栄養剤の分類と種類". メディカルスタッフのための栄養療法ハンドブック. 改訂第2版. 東京, 南江堂, 2019, 64.

4) 西條豪. "経腸栄養剤の分類と特徴". 経腸栄養剤の病態別ベストチョイス：選択と変更のタイミングが症例でわかる！ ニュートリションケア2019年冬季増刊. 西條豪編. 大阪, メディカ出版, 2019, 15-21.

5) 吉原大二ほか. 窒素源の吸収に及ぼすペプチドとアミノ酸の共存効果. 日本栄養・食糧学会誌. 50 (6), 1997, 411-6.

6) 鈴木誠二ほか. アミノ酸およびペプチドトランスポーターの特性から再考する障害消化管における窒素源の理想的投与形態. JJPEN. 20 (別冊), 1998, 957-65.

7) 後藤崇ほか. 膵頭十二指腸切除術後における消化態栄養剤の有効性. 外科と代謝・栄養. 50 (6), 2016, 369-75.

8) 星智和. "経腸栄養剤の種類と選択". 日本臨床栄養代謝学会 JSPEN テキストブック. 日本臨床栄養代謝学会編. 東京, 南江堂, 2021, 226-39.

9) 日本静脈経腸栄養学会編. "周術期". 前掲書2). 222-34.

10) 日本臨床栄養代謝学会（JSPEN）編. "がん手術療法における栄養管理". 日本臨床栄養代謝学会 JSPEN コンセンサスブック1：がん. 東京, 医学書院, 2022, 135-40.

11) 日本集中治療医学会重症患者の栄養管理ガイドライン作成委員会. 日本版重症患者の栄養療法ガイドライン. 日本集中治療医学会雑誌. 23 (2), 2016, 185-281.

3 **経腸栄養剤の種類と特徴**

第**1**章 経腸栄養法の基本

4 経腸栄養の合併症

独立行政法人労働者健康安全機構大阪労災病院栄養管理部栄養管理室長　**西條豪**（さいじょう・たけし）

経腸栄養と合併症

　経腸栄養法は、静脈栄養法と比較して、より生理的な栄養投与ルートであると広く認識されています。しかし実際には、静脈栄養法と比較すると重篤な合併症は少ないですが、合併症全体の発生頻度はむしろ高いともいえます。これには、経腸栄養は経口栄養とは違い、患者自らの意思を介さないかたちでの栄養摂取であるということが関係します。したがって、管理栄養士は合併症についてよく理解し、発生の予防を念頭におき、発生時の原因追求と迅速な対応も含めて経腸栄養管理にかかわることが重要です。

　一般的に経腸栄養の合併症は、大きく機械的合併症（デバイス関連合併症）、代謝性合併症、消化器系合併症に分けられます（**表1**）。

機械的合併症（デバイス関連合併症）

　機械的合併症（デバイス関連合併症）とは、経腸栄養に関連するデバイスの挿入や留置に伴って発生する合併症です。スキントラブルやカテーテル閉塞、事故（自己）抜去などは、比較的発生頻度が高く、日々の対策が必要です。実際の対策には、とくに看護師との連携が重要になると考えられます。

◯ カテーテル閉塞の原因

　カテーテルが閉塞する原因として、おもに経腸栄養剤の残渣によるカテーテル内の汚染や固化および凝乳化（カード化）、難溶性の薬剤投与などがあげられます。カテーテルは、細く、長いほど、また留置期間が長いほど、閉塞が起こりやすいと考えられます。そのため、経鼻カテーテルの長期留置などの場合には注意が必要です。また、腸瘻カテーテルなどは容易に入れ替えることができないため、とくに注意して閉塞の

表1 経腸栄養合併症の種類

Ⅰ．機械的合併症（デバイス関連合併症）	Ⅱ．代謝性合併症
【共通項目】 ● カテーテル閉塞 ● カテーテル破損 ● 事故（自己）抜去 ● スキントラブル **【経鼻カテーテル】** ● 気管誤挿入 ● 消化管穿孔 ● 不顕性誤嚥 ● 鼻腔潰瘍 **【胃瘻カテーテル】** ● 瘻孔感染 ● 瘻孔周囲炎 ● バンパー埋没症候群 ● 胃壁の壊死 ● ボールバルブ症候群 **【腸瘻カテーテル】** ● 瘻孔感染 ● 瘻孔周囲炎	● 脱水、溢水 ● 高血糖、低血糖 ● たんぱく質代謝異常 ● 脂質代謝異常 ● 電解質異常 ● ビタミン過剰症／欠乏症 ● 微量元素過剰症／欠乏症 ● 肝機能異常 ● リフィーディング症候群 **Ⅲ．消化器系合併症** ● 悪心、嘔気、嘔吐 ● 胃食道逆流、誤嚥 ● 腹痛、腹部膨満 ● 下痢 ● 便秘

予防を実施する必要があります。

　栄養剤に関しては、粘度が高いほど注意が必要です。窒素源がたんぱく質の場合は凝乳化（カード化）に注意します。

● カテーテル閉塞の予防策

　基本的な予防策は、栄養剤を間歇投与後、ならびに薬剤注入後にかならず水または微温湯でカテーテルの内腔をフラッシュし、洗浄することです。その後は10倍希釈の食酢や1％重曹水を用いてカテーテルを充填し、ロックすることが有効とされています[1]。フラッシュに酢水を使用し、そのまま充填する方法の有効性を示す報告もありますが[2]、適応には各施設の状況に応じた検討が必要です。また、持続投与の場合は、4～6時間ごとに20～30mLの水または微温湯でフラッシュすることが推奨されています[3]。

　栄養剤に関しては、窒素源がアミノ酸やペプチドの場合は凝乳化（カード化）が原則的には起こらないとされています。これらの点から、成分栄養剤や消化態栄養剤はカテーテルの閉塞回避に対して有効です。また、凝乳化（カード化）に対して、酸性栄養剤が有効である報告もされています[4]。薬剤投与に関しては、簡易懸濁法を用いることが推奨されています[1]。

　カテーテルが閉塞してしまった場合、ガイドワイヤーなどを用いての盲目的な再開通操作は、カテーテルの破損や消化管穿孔のリスクを伴うため推奨されていません。

基本的にはカテーテル自体の交換が必要とされます。

代謝性合併症

経腸栄養での代謝性合併症の発生はまれであるとされています。しかし、とくに特殊な栄養剤を長期間使用した場合や、静脈栄養との兼ね合いのなかでは注意が必要です。

いずれにせよ、適切な経腸栄養プランニングとモニタリングにより、代謝性合併症を回避することが可能であると考えられます。

○ リフィーディング症候群

リフィーディング症候群（RS）は、慢性的な飢餓や栄養不良状態が続いている患者に対して、急激な栄養補給を行うことで血管内から細胞内に体液や電解質が急速に移行し、低血糖や電解質異常をひき起こし、重篤な合併症を来す可能性のある病態と考えられています[5]。多彩な臨床像を示すとされ、経腸栄養での報告もあります。

RSの明確な定義は存在しませんが、『ASPEN Consensus Recommendations for Refeeding Syndrome（以下 ASPEN Consensus Recommendations）』[6]では、血清カリウム、リン、マグネシウム値のいずれかが栄養投与の開始や増量から5日以内に10%以上減少したものとしています。

基本的な対応策としては、栄養投与開始前、栄養投与開始時、栄養投与開始後

に分けて考える必要があります。これらに関して、おもに『ASPEN Consensus Recommendations』[6]を参考に、そのほかのガイドラインも含めて解説します。

○ リフィーディング症候群の対応策

栄養投与開始前

高リスク患者の抽出と同時に血清カリウム、リン、マグネシウム値を確認します。高リスク患者の抽出に関して、『NICE 診療ガイドライン』の例を **表2** に示します[7]。高リスク患者に該当した場合には、RS予防への対応を実施します。上記の電解質が低値であった場合、まずは電解質補正を実施します。この際、基本的には数値の改善を得るまでは、栄養投与の開始を保留することを検討します。電解質が基準値内であった場合は、栄養投与開始に移行します。なお、電解質が基準値内であった場合は、低下に対する予防的投与については推奨されていません。

栄養投与開始時

エネルギーは 10 〜 20kcal/kg/ 日、またはブドウ糖 100 〜 150g/ 日で栄養投与を開始します。問題がない場合は、1 〜 2 日ごとに目標の 1/3 ずつ増量します。ビタミン B_1（チアミン）は 100mg/ 日を 5 〜 7 日以上連続投与し、ブドウ糖を含む輸液の投与前には 100mg を補給することが示されています。また、総合ビタミン剤は、経腸・経口栄養患者には 1 回 / 日、10 日以上を経腸・経口栄養的に投与します。静脈栄養の

表2 リフィーディング症候群高リスク患者の抽出基準（文献7を参考に作成）

下記の基準が1つ以上
●BMI 16.0kg/m^2 未満
●15％以上の意図しない体重減少（過去3〜6ヵ月）
●10日以上、栄養摂取がほとんどない場合
●栄養摂取前に低カリウム血症、低リン血症、低マグネシウム血症がある

下記の基準が2つ以上
●BMI 18.5 kg/m^2 未満
●10％以上の意図しない体重減少（過去3〜6ヵ月）
●5日以上、栄養摂取がほとんどない場合
●アルコール依存症の既往、またはインスリン製剤、化学療法、酸分泌抑制薬、利尿薬などの薬物使用歴がある。

場合、実施中は毎日投与します。

一方、『NICE診療ガイドライン』[7]では、エネルギーは最大で10kcal/kg/日での開始、極端なリスク患者の場合（BMI 14.0kg/m^2 未満、15日以上栄養摂取がほとんどない場合など）には5kcal/kg/日で開始し、4〜7日後までに必要量に到達するよう、緩徐に増量することが推奨されています。チアミンは200〜300mg/日を栄養補給の開始前と開始後10日間に投与することが推奨されています。また、カリウム2〜4mmol/kg/日、リン0.3〜0.6mmol/kg/日、マグネシウム（経口）0.4、（経静脈）0.2mmol/kg/日の投与を推奨しています。

栄養投与開始後

高リスク患者のモニタリングは、バイタルサインにおいては、エネルギー投与開始後24時間のあいだは4時間ごとに確認します。電解質のモニタリングは、最初の3日間は12時間ごとに必要とし、状態に応じて頻度を増加させます。

栄養投与開始後に電解質が急激に低下し

た場合は、即座に補正を行います。補正が困難な場合は、エネルギーやブドウ糖の投与量を50％減らし、臨床症状に基づいて1〜2日ごとに目標の1/3ずつ投与量を増加します。電解質が、生命が脅かされるほど急激に低下した場合は、栄養投与自体の中止を検討します。

なお、『ESPEN guideline on clinical nutrition in the intensive care unit』[8]では、低リン血症として0.65mmol/L未満、またはリンの値が0.16mmol/L以上低下した場合は、電解質を1日に2、3回モニタリングし、補充することとしています。また、これによるRSの疑いがあれば48時間は栄養を中断することを推奨しています。

消化器系合併症

消化器系合併症は、経腸栄養合併症のなかで、もっとも発生頻度が高いとされています。経腸栄養は、栄養剤の投与後に適切な消化・吸収を経ることではじめて栄養療

表3 下痢の種類

- **浸透圧性下痢**
  腸管内に高浸透圧性物質が過剰に存在し、多量の水分が移行することで発生する。
  例）乳糖不耐症、難消化性糖類、塩類下剤など

- **分泌性下痢**
  細菌毒素、ウイルス、ホルモンや化学物質の影響などにより、腸管内に水分や消化液が過剰に分泌されることで発生する。
  例）感染性腸炎、胆汁酸吸収障害など

- **滲出性下痢**
  腸粘膜に炎症や潰瘍が起こることで透過性が亢進し、腸管内に多量の滲出液が排出されることで発生する。
  例）感染性腸炎、炎症性腸疾患、虚血性腸炎など

- **腸管運動異常性下痢**
  運動亢進：腸管運動の亢進により、食物が短時間で腸管を通過し、水分の吸収が十分に行われないことにより発生する。
  　　例）過敏性腸症候群、甲状腺機能亢進、胃切除後など
  運動低下：腸管運動の低下による腸内細菌の異常な増殖により、脂肪や水分の吸収障害が発生する。
  　　例）糖尿病性神経障害、アミロイドーシスなど

法として有用なものとなります。したがって、予防することはもちろんですが、発生後の速やかな原因追求と対応・対策が重要となります。

○ 下痢

下痢に明確な定義はありませんが、糞便中の水分が過剰になった状態です。一般的には排便回数3回／日以上、糞便中の水分量200mL／日以上、糞便量200g／日以上などで定義されます。下痢の種類について、**表3** に示します。

下痢は経腸栄養管理時の21〜72％で発生すると報告されており、もっとも発生頻度の高い合併症の一つです[1]。下痢による排便量の増加は、消化吸収障害や栄養成分の損失を意味し、結果的に栄養障害へとつながるため、早急な対策が必要です。

○ 下痢の原因検索と対応策

下痢の発生時はやみくもに対策を講じるのではなく、きちんと原因の検索を行い、そのうえで原因に応じた対策を立案することが重要です。とくに、経腸栄養管理自体に起因するものかどうかは判断する必要があります。具体的には、下痢が発生した日時を軸として、その前後の時系列に応じた変化について追究します。そのなかで、①排便状況の確認、②現栄養投与内容の確認を行い、最後に③病因・そのほかの確認を行います。以下に下痢発生時に確認すべきポイントを記載します。

排便状況の確認

性状：泥状便か水様便か。色やにおいも含めて、特異な所見はないか（感染兆候）。
※できるかぎり客観的なスケールを用いて評価する。

回数と量：回数または1回量のどちらか、または両方が問題か。

排便周期：定期的か不定期か。何かしらの処置などに付随しての排便か。

現栄養投与内容の確認

栄養剤：それぞれの特徴（濃度、形状、窒素源など）を確認する。

投与方法：持続投与、周期的投与または間歇投与、ボーラス投与を確認する。

速度：投与速度に問題はないか。

時間：1日のトータルまたは1回あたりの投与時間に問題はないか。栄養剤投与の間隔に問題はないか（昼と夕の注入間隔など）。

量：1日のトータルまたは1回あたりの投与量に問題はないか。

浸透圧：栄養剤の浸透圧が高すぎないか。

栄養投与量：水分、エネルギー、たんぱく質、脂質、食物繊維などの投与量に問題はないか。

チューブ先端留置位置：胃内留置か幽門を越えての留置（十二指腸、空腸）か。
※チューブ先端留置位置は消化管の蠕動運動により、留置時より進行していることがある。

チューブ留置期間：最終交換日はいつか。
※長期留置の場合は感染のリスクを伴う。

病因・そのほかの確認

疾患要因：炎症性腸疾患、過敏性腸症候群などはないか。

感染：細菌性やウイルス性の腸炎はないか。

侵襲：高度侵襲下の状態か。
※消化管蠕動の低下、消化液の分泌低下、腸内細菌叢の変化、血管透過性亢進、腸管浮腫などが起こりやすくなる。

消化管蠕動：消化管の蠕動不良や亢進はないか。
※聴診、触診、打診、画像検査などで確認するとよい。

浮腫：腸管浮腫はないか。
※画像検査で確認するほか、高度な炎症、全身の浮腫があればその可能性が高い。

抗菌薬：抗菌薬の投与はないか。
※抗菌薬による菌交代現象により、腸内細菌叢が変化する。

そのほかの薬剤：下痢の原因となる薬剤はないか。
※自院の代表的なものは事前に確認しておき、詳細なものは薬剤師に相談するとよい。

造影剤：検査などでの造影剤の使用はないか。
※下痢を誘発することがあるため、検査状況などを確認する。

低栄養：介入前の栄養摂取状況を確認する。また、必要に応じて栄養評価ツール（GLIM criteria など）を活用する。
※低栄養による吸収能力低下の可能性が

ある。

絶食期間：長期間の食事摂取不良や絶食はないか。

※長期間の食事摂取不良により、消化管絨毛が萎縮している可能性がある。

アレルギー、乳糖不耐症：アレルギー、乳糖不耐症はないか、整腸剤なども確認する。

※患者本人、もしくは家族にかならず確認する。

年齢：高齢者か。

※高齢になるとさまざまな要因により、排便異常を来しやすくなる。

引用・参考文献
1）日本静脈経腸栄養学会編. "合併症予防のためのモニタリングと対策". 静脈経腸栄養ガイドライン. 第3版. 東京, 照林社, 2013, 153-70.
2）西條豪ほか. 食用酢水フラッシュ充填による経腸栄養カテーテル閉塞防止効果の検討. 日本静脈経腸栄養学会雑誌. 30（5）, 2015, 1180-3.
3）Scanlan, M. et al. Nasoduodenal feeding tubes : prevention of occlusion. J. Neurosci. Nurs. 24（5）, 1992, 256-9.
4）丸山道生ほか. 酸性経腸栄養剤を用いた経腸栄養カテーテル閉塞機序の検討. 静脈経腸栄養. 23（3）, 2008, 315-20.
5）Mehanna, HM. et al. Refeeding syndrome : what it is, and how to prevent and treat it. BMJ. 336（7659）, 2008, 1495-8.
6）da Silva, JSV. et al ; Parenteral Nutrition Safety and Clinical Practice Committees, American Society for Parenteral and Enteral Nutrition. ASPEN Consensus Recommendations for Refeeding Syndrome. Nutr. Clin. Pract. 35（2）, 2020, 178-95.
7）National Institute for Health and Care Excellence（NICE）. Nutrition support for adults : oral nutrition support, enteral tube feeding and parenteral nutrition.（https://www.nice.org.uk/guidance/cg32, 2023年7月閲覧）.
8）Singer, P. et al. ESPEN guideline on clinical nutrition in the intensive care unit. Clin. Nutr. 38（1）, 2019, 48-79.

症例でわかる
経腸栄養
プランニングの
ポイント

1 腎疾患

金沢大学附属病院栄養管理部栄養管理室長　**徳丸季聡**（とくまる・としあき）

施設紹介

　当院は石川県金沢市にある特定機能病院です。許可病床数は 830 床、診療科は 36 科、平均在院日数は 13 日です。栄養部門の運営形態は部分委託を採用しており、献立管理や食数管理は直営、調理や配膳は外部委託しています。附属病院所属の管理栄養士数は 10 名（うちパートタイム 2 名）です。

施設で採用している経腸栄養剤のラインナップ

　当院が採用している経腸栄養剤を **表 1** に示します。腎疾患の経腸栄養において水分管理が重要となる場面に多く遭遇しますが、濃度の異なる経腸栄養剤を採用することで水分調節が容易となります。

施設の経腸栄養剤の選択手順

　当院では集中治療室（ICU）入室患者を対象に、**図** に示す「栄養管理にかかわる手順書」[1] に基づき栄養管理を行っています。本稿の対象テーマである腎疾患については、一律したプロトコールは作成せず、患者の年齢や病態、腎機能によって個別に経腸栄養メニューを作成しています。

症例紹介

● 患者紹介

患者：70 歳代、男性。

主病名：末期腎不全、下行結腸穿孔。

主訴：左側腹部痛。

併存疾患：イムノタクトイド糸球体症、高血圧、脂質異常症、高尿酸血症。

既往歴：白内障術後。

表1 施設で採用している経腸栄養剤

	製品名	濃度	特徴
食品	明治リーナレン®MP Zパック 400K 250mL	1.6kcal/mL	半消化態（バッグ）
	明治リーナレン®LP 125mL	1.6kcal/mL	半消化態（紙パック）
	明治インスロー®Zパック 400K 400mL	1.0kcal/mL	半消化態（バッグ）
	プルモケア®-EX	1.5kcal/mL	半消化態（缶）
	ペプタメン®AF	1.5kcal/mL	消化態（紙パック）
	アイソカル®100	2.0kcal/mL	半消化態（紙パック）
	アイソカル®クリア	1.0kcal/mL	半消化態（紙パック）
	テルミール®ミニ	1.6kcal/mL	半消化態（紙パック）
	テルミール®ミニα	1.6kcal/mL	半消化態（紙パック）
	マーメッドワン®	1.0kcal/mL	半消化態（バッグ）
	MA-ラクフィア®1.0	1.0kcal/mL	半消化態（バッグ）
医薬品	エレンタール®配合内用剤	（粉末）	消化態（アルミパウチ）
	ラコール®NF 配合経腸用液	1.0kcal/mL	半消化態（アルミパウチ）
	ラコール®NF 配合経腸用半固形剤	1.0kcal/mL	半消化態（アルミパウチ）
	エネーボ®配合経腸用液	1.2kcal/mL	半消化態（缶）
	エンシュア®・H	1.5kcal/mL	半消化態（缶）
	アミノレバン®EN 配合散	（粉末）	消化態（アルミパウチ）

○ 現病歴

保存期腎不全に対し近医にて通院加療していた。今回、左側腹部痛を自覚し、徐々に状態悪化を認めたため当院に緊急搬送され、下行結腸穿孔および汎発性腹膜炎と診断された。結腸部分切除および人工肛門造設が施行され、ICUに入室した。その後腎障害が進行し、緊急で血液透析が導入された。ICUから一般病棟への転棟を機に栄養介入を開始した。

○ 介入時身体所見・内服薬・血液検査所見

身長計測：身長171.0cm、体重44.3kg、BMI 15.1kg/m^2、健常時体重56～57kg（BMI 19kg/m^{2}程度）。入院前6ヵ月間で約10kgの体重減少あり。

バイタルサイン：体温35.8℃、心拍数57bpm、血圧130/76mmHg、SpO$_2$ 96％。

肺音：呼吸音左右差なし、ラ音なし。

心音：心雑音なし。

腹部：膨隆、板状硬、腹部全体に圧痛あり。

四肢：浮腫なし、筋量の減少あり。

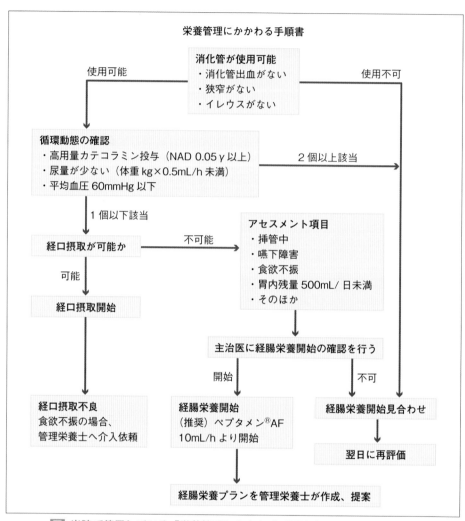

図 当院で使用している「栄養管理にかかわる手順書」（文献 1 を参考に作成）

意識レベル：意思疎通は可能であるが軽度の意識レベル低下あり。

入院前の内服薬：アムロジピン錠 5mg、1回1錠・1日2回。アジルバ®錠 20mg、1回1錠・1日2回。アテレック®錠 10mg、1回1錠・1日2回。リリカ®OD 錠 25mg、1回2錠・1日2回。アルドメット®錠 250mg、1回1錠・1日2回。フェブリ

ク®錠 20mg、1回1錠・1日1回。炭酸水素ナトリウム1回1g・1日1回。アトルバスタチン 10mg、1回1錠・1日1回。ゼチーア®錠 10mg、1回1錠・1日1回。プレドニゾロン錠 1mg、1回1錠・1日2回。アーガメイト®20％ゼリー 25g、1回1個・1日3回。ボナロン®経口ゼリー 35mg、1回1個・1日1回。クレメジン®

表2 血液検査所見（血液透析前）

WBC	5,040/μL	Na	136mEq/L	Zn	76μg/dL ↓
RBC	$3.31 \times 10^6/\mu L$ ↓	K	3.4mEq/L ↓	Cu	66μg/dL ↓
Hb	9.0 g/dL ↓	Cl	103mEq/L	ChE	71U/L ↓
CRP	1.99mg/dL ↑	Ca	7.0mg/dL ↓	Alb	2.5g/dL ↓
BUN	37mg/dL ↑	P	2.3mg/dL ↓	Tcho	141mg/dL
Cre	6.04mg/dL ↑	Mg	2.2mg/dL	TTR	12mg/dL ↓

速崩錠 500mg、1 回 4 錠・1 日 3 回。

血液検査所見（血液透析前）：**表2** 参照。

栄養スクリーニングを含めた総合的アセスメント

カリウム吸着薬などによる硬化便を原因とした下行結腸穿孔および汎発性腹膜炎により腎障害が進行し、緊急で血液透析が導入されました。入院前より腹部膨満や腹痛により食事摂取量が徐々に低下し、6 ヵ月間で − 10kg（− 18％）の体重減少を認め、入院時 BMI は 15.8kg/m² でした。MUST において高リスクに該当しました。さらに入院後も 7 日間で − 2kg の体重減少を認め、あきらかな筋肉量の減少からサルコペニアが強く疑われました。GLIM 基準の現症・病因に該当を認め、体重減少、低 BMI、筋肉量の減少から重症の低栄養と判定しました。

診断：疾患および栄養状態

末期腎不全、低栄養、下行結腸穿孔。

初期治療計画（栄養ケアプラン）

①リフィーディング症候群のリスク症例であり、栄養補給量はカリウム、リン、マグネシウムなどの電解質を観察しながら段階的に増量する。

②緊急血液透析導入後であることから、電解質や尿素窒素を観察しながら保存期から透析期の栄養管理へ移行する。

③硬化便により下行結腸穿孔を来した経過から、十分な食物繊維を補給する。

栄養管理上の留意点（栄養問題）

＃末期腎不全（緊急血液透析導入後）

＃低栄養

＃リフィーディング症候群のリスク

＃硬化便（便秘）による下行結腸穿孔後

＃人工肛門造設後

＃嚥下機能低下

＃血清銅および血清亜鉛低値

目標栄養量

体重：調節体重（50kg）を採用した。

エネルギー：1,500kcal（30kcal/kg）。

たんぱく質：55g（1.1g/kg）。

脂質：40g（エネルギー比24%）。

水分：900mL（20mL/kg現体重）。

食塩：6g未満。

カリウム：2,000mg（50mEq）以下。

リン：800mg（25mmol）以下。

食物繊維：15〜20g。

○ 経過（介入日を第1病日とした）

ICU入室中

経静脈的なビタミンB₁含有製剤の投与開始後、経鼻胃管ルートより明治リーナレン®MPを10kcal/kg/日にて投与が開始されました。カリウム、リン、マグネシウムなどの電解質や水分出納を管理しながら、段階的に明治リーナレン®MPの投与量が増加されました。

第1病日（介入時）

一般病棟への転棟時、明治リーナレン®MP（250mL）2パック/日が100mL/時で投与されていました（エネルギー800kcal、たんぱく質28g）。栄養管理計画として明治リーナレン®MPとテルミール®ミニαを併用したメニューを立案しました。栄養管理計画に基づき病棟の看護師、薬剤師、理学療法士と協力し、経腸栄養剤投与のプロトコールを含めた経腸栄養メニューを作成し、主治医に提案しました。同時にトランスサイレチン、亜鉛、銅の評価を依頼しました。

第2病日

提案した経腸栄養メニューが開始となりました（エネルギー1,200kcal、たんぱく質

43g）。言語聴覚士が介入し、嚥下訓練が開始となりました。

第4病日

血清亜鉛および血清銅の低値を確認したため、亜鉛および銅の補給目的にテゾン®を追加しました。

第6病日

テルミール®ミニαを増量しました（エネルギー1,420kcal、たんぱく質50g）。

第13病日

明治リーナレン®MPを中止し、テルミール®ミニαに切り替えました（エネルギー1,420kcal、たんぱく質51g）。

第23病日

昼食のみゼリー類の経口摂取が開始となりました。しかし、経口摂取量の増加が見込めないため、経管栄養を継続する方針となりました。胃瘻造設について本人および家族に説明が行われました。

第42病日

リハビリテーションおよび内シャント作製目的のため転院となりました。

○ 再プランニング

本症例では、明治リーナレン®MPとテルミール®ミニαを併用ののち、第13病日にテルミール®ミニαのみに切り替えました（表3）。透析患者において、カリウム、リンを低く調整した経腸栄養剤の使用を継続すると、低カリウム血症や低リン血症を来すことがあります。透析患者用に電解質が調節された経腸栄養剤が市販されていますが、当院には採用がないため、カリウム、

表3 経腸栄養メニューと栄養補給量

	第1病日（介入時）	第2病日	第6病日	第13病日	（参考）明治リーナレン®MPで第13病日の栄養メニューを組み立てた場合
経腸栄養剤	明治リーナレン®MP×2袋	明治リーナレン®MP×2袋 テルミール®ミニα×2本	明治リーナレン®MP×2袋 テルミール®ミニα×3本 テゾン®×1本	テルミール®ミニα×7本 テゾン®×1本	明治リーナレン®MP×3.5袋 テゾン®×1本
エネルギー（kcal）	800	1,200	1,420	1,420	1,420
たんぱく質（g）	28	43	50	51	49
カリウム（mEq）	6	14	19	28	12
リン（mmol）	9	14	17	18	16
水分（mL）	380	560	780	780	780

表4 栄養関連指標の推移

	第1病日（介入時）	第42病日（転院時）
体重（kg）	44.3	44.9
ChE（U/L）	71	133
Tcho（mg/dL）	141	172
Alb（g/dL）	2.5	2.3
TTR（mg/dL）	12	23
K（mEq/L）	3.4	4.1
P（mg/dL）	2.3	4.5
Zn（μg/dL）	76	82
Cu（μg/dL）	66	86

リンを低く調整した明治リーナレン®MPに、濃度が1.6kcal/mLで水分管理がしやすく食物繊維を含有するテルミール®ミニα を併用しました。電解質などを観察し、その後テルミール®ミニαのみに切り替えました。

● 症例の結果

再栄養の過程で低カリウム血症や低リン血症は認めませんでした。転院時点において、介入時と比較し体重、血清アルブミン値の改善は認めませんでしたが、コリンエステラーゼやトランスサイレチンは上昇を認めました。経過中、血清カリウムやリンに異常を来すことなく推移しました。介入時に低値を認めた亜鉛および銅は基準値範囲内に回復しました（**表4**）。

腎疾患における経腸栄養剤選択のポイント

● 急性腎障害（AKI）

①高度侵襲に伴う異化亢進を考慮したエネルギー設定[2, 3]を行う。

②腎代替療法（RRT）によるアミノ酸喪失を考慮したたんぱく質設定[4〜6]を行う。

頻回のRRTや持続的腎代替療法（CRRT）施行中のAKI患者に対しては、エネルギー100kcalあたり5.0g以上のたんぱく質が含まれる経腸栄養剤が適応になります。

● CKDステージG3〜G5

③対象患者のサルコペニアの有無を考慮したたんぱく質設定[7]を行う。

サルコペニアのないCKDステージG3〜G5の患者は、たんぱく質やカリウム、リンを低く抑えた経腸栄養剤が適応となります。一方、サルコペニアを有するCKDステージG3〜G5の患者において、たんぱく質制限の緩和を行う場合は、カリウム、リンを低く抑えた経腸栄養剤に、高たんぱく質の経腸栄養剤を併用することで、たんぱく質量を確保しつつ、カリウムやリンの制限が可能となります。

● 血液透析

④水分管理に適している濃縮タイプの経腸栄養剤を選択する。

かつては経腸栄養剤の濃度は1mLあたり1kcalが主流でしたが、現在ではさまざまな濃縮タイプの経腸栄養剤が市販されています。経腸栄養剤を組み合わせることで、患者個々にあわせた水分調節が可能です。

⑤カルニチン補給に着目する。

脂質代謝や赤血球寿命の延長に関与するカルニチンは、透析時に血中のカルニチンがおよそ7割除去されるといわれ[8]、カルニチンの補給によりヘマトクリット値の改善が報告されています。

⑥食物繊維補給に着目する。

透析患者は水分制限やカリウム抑制薬、リン吸着薬などの内服により便秘を生じやすいため、食物繊維を多く含む経腸栄養剤を選択することで便秘の予防が期待できます。

引用・参考文献

1）平田幸一郎ほか. 救命救急センターにおける管理栄養士病棟配置による早期経腸栄養の実践効果. 学会誌JSPEN. 2（5）, 2020, 290-9.

2) Khwaja, A. KDIGO clinical practice guidelines for acute kidney injury. Nephron Clin. Pract. 120 (4), 2012, c179-84.

3) 日本集中治療医学会重症患者の栄養管理ガイドライン作成委員会. 日本版重症患者の栄養療法ガイドライン. 日本集中治療医学会雑誌. 23 (2), 2016, 185-281.

4) Cano, N. et al. ESPEN Guidelines on Enteral Nutrition : Adult renal failure. Clin. Nutr. 25 (2), 2006, 295-310.

5) McClave, SA. et al. Guidelines for the Provision and Assessment of Nutrition Support Therapy in the Adult Critically Ill Patient : Society of Critical Care Medicine (SCCM) and American Society for Parenteral and Enteral Nutrition (A.S.P.E.N.). JPEN. J. Parenter. Enteral Nutr. 40 (2), 2016, 159-211.

6) Honore, PM. et al. Nutritional and metabolic alterations during continuous renal replacement therapy. Blood Purif. 35 (4), 2013, 279-84.

7) 日本腎臓学会. サルコペニア・フレイルを合併した保存期 CKD の食事療法の提言. 日本腎臓学会誌. 61 (5), 2019, 525-56.

8) Maebashi, M. et al. Carnitine depletion as a probable cause of hyperlipidemia in uremic patients on maintenance hemodialysis. Tohoku J. Exp. Med. 139 (1), 1983, 33-42.

1 腎疾患

第 2 章 症例でわかる経腸栄養プランニングのポイント

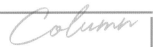

ドクターに任される管理栄養士になるために Column

入院生活に沿った実践的なメニューの提案を行う

　ドクターに経腸栄養メニューを提案する際は、単に経腸栄養剤の量や投与速度だけを示すのではなく、患者の入院生活を考慮した実践的なメニューの提案が重要です。本症例においては、透析日と非透析日でケア、内服、リハビリテーションの時間帯が異なり、それに伴い経腸栄養の投与時間帯が異なりました。看護師、薬剤師、理学療法士などと協働して、患者の入院生活に即した経腸栄養メニューをドクターに提案することで、経腸栄養メニューの指示や実践が円滑となり、ドクターの信頼を得ることにつながります。

2 肝硬変

社会医療法人ジャパンメディカルアライアンス海老名総合病院医療技術部栄養科科長代理
齊藤大蔵（さいとう・だいぞう）

施設紹介

　当院は救命救急センター、集中治療室（ICU）などを有する479床の高度急性期病院です。そのため、緊急入院の割合が高く比較的重症の患者が多く入院しています。

施設で採用している経腸栄養剤のラインナップ

　採用している経腸栄養剤は 表1 のとおりです。患者の病態に幅広く対応できるよう、同じジャンルの経腸栄養剤が重複しないようにしています。

施設の経腸栄養剤の選択手順

　当院では、標準的な治療経過の脳神経外科患者に対して経腸栄養プロトコールを採用し、経腸栄養をすすめています（図1）。
　そのほかの患者については、担当の管理栄養士が経腸栄養のプランを立案して経腸栄養をすすめています。重症患者が多いため、経腸栄養プランでは、栄養剤を少量から開始することが多いです。またICUや救命救急病棟の患者では、持続投与によるプランを立案することが多くなります。

症例紹介

● 患者紹介

患者：50歳代、男性。
主病名：痙攣重積発作。
既往歴：アルコール依存症、アルコール性肝硬変、脳梗塞後遺症、慢性心不全、象皮症。

● 現病歴

　X年7月22日、自宅ガレージで倒れているところを家族が発見し、当院へ搬送された。搬送時に全身性強直性痙攣を認め、痙攣精査目的で入院となった。入院中に脳梗塞を認め、脳梗塞によると思われる痙攣のコントロールを行った。一時は痙攣発作が起こらず転院調整を行っていたが、同年11

表1 当院で採用している経腸栄養剤

区分	分類	製品名
医薬品	半消化態	エンシュア®・H
		ラコール®NF 配合経腸用液
		アミノレバン®EN 配合散
	成分栄養剤	エレンタール®配合内用剤
食品	半消化態	MA- ラクフィア 1.0（400kcal/400mL）
		アイソカルサポート®1.5 Bag（300kcal/200mL、500kcal/333mL）
		MA-R 2.0（500kcal/250mL）
		グルセルナ®-REX（400kcal/400mL）
		明治リーナレン®LP（400kcal/250mL）
		マーメッドプラス（400kcal/533mL）
	消化態	ペプタメン®スタンダードバッグ（300kcal/200mL、400kcal/267mL）
		ペプタメン®AF（300kcal/200mL）
	そのほか	オルニュート®
		グルタミン CO
		エンジョイプロテイン（5g）
		EPA 1100

月 6 日に再度、全身性痙攣を認めた。新規の脳梗塞がなかったことから、既往のアルコール性肝硬変による痙攣を疑い、11 月 30 日に栄養サポートチーム（NST）介入依頼となった。

○ 介入時身体所見・血液検査所見

身体所見：身長 170.0cm、体重 64.6kg（入院時体重 78.7kg）、BMI 22.4kg/m^2。

血液検査所見：T-Bil 0.2mg/dL、AST 89U/L、ALT 63U/L、γ-GT 144U/L、NH$_3$ 98μg/dL、PLT 11.4 万 /μL。

　介入後もたびたび痙攣（全身性、部分的）を認め、そのたびに意識レベル JCS II 程度

までの悪化を認めていた。

○ 栄養スクリーニングを含めた総合的アセスメント

　入院中の約 4 ヵ月間の体重減少率は 17.9％でした。痙攣による絶食と食事摂取不良を認めました。さらに、痙攣に加えて誤嚥性肺炎、腸腰筋膿瘍があり、感染による侵襲もあると評価しました。

○ 診断：疾患および栄養状態

　栄養アセスメントより、栄養障害は高リスクと判定しました。また、NH$_3$ の上昇を認めました。これは痙攣による上昇の可能

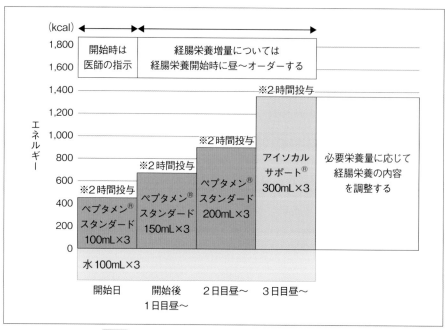

（kcal）

1,800
1,600
1,400
1,200
1,000
800
600
400
200
0

エネルギー

開始時は
医師の指示

経腸栄養増量については
経腸栄養開始時に昼〜オーダーする

※2時間投与
ペプタメン®
スタンダード
100mL×3

※2時間投与
ペプタメン®
スタンダード
150mL×3

※2時間投与
ペプタメン®
スタンダード
200mL×3

※2時間投与
アイソカル
サポート®
300mL×3

必要栄養量に応じて
経腸栄養の内容
を調整する

水 100mL×3

開始日　　開始後　　2日目昼〜　3日目昼〜
　　　　　1日目昼〜

図1 脳神経外科における経腸栄養プロトコール

性もありましたが、肝硬変の既往があり意識レベルも低下していることから、たんぱく不耐症[1] の状態であると考えました。

初期治療計画（栄養ケアプラン）

たんぱく質負荷の軽減とたんぱく質節約効果を目的に、高エネルギー・たんぱく質調整を行いました。加えて、高アンモニア血症に対して分岐鎖アミノ酸（BCAA）の調整も行いました。具体的な栄養計画は以下のとおりです。

必要エネルギー量：1,800kcal（28kcal/kg）。
必要たんぱく質量：45g（0.7g/kg）＋ BCAA。

BCAAの補給については、逆流や誤嚥により経腸栄養から十分量を投与できない場合には、肝不全用アミノ酸製剤（テルフィス点滴静注）を使用します。粉末のBCAA製剤（リーバクト®配合顆粒）は、経鼻胃管に詰まりやすくなるため、経腸栄養で調整する場合は医薬品栄養剤のBCAA製剤（アミノレバン®EN配合散）の使い分けを基本に、調整を行いました。

入院経過（介入後）

介入時は、少量から経腸栄養を開始したばかりでした。介入時の経腸栄養と輸液内容は **表2** のとおりです。栄養アセスメントの内容に応じて、肝不全用の輸液と併用しながら徐々に経腸栄養をステップアップしました。

X年12月7日に経腸栄養を増量できてい

表2 介入時の経腸栄養内容

栄養剤	栄養価	合計
ペプタメン®スタンダード（100mL）× 2 明治リーナレン®LP（100mL）× 1	エネルギー 460kcal たんぱく質 12g	エネルギー 1,259kcal たんぱく質 92.5g （BCAA 32.5g 含む）
アミノレバン®EN 配合散（50g）× 3	エネルギー 639kcal たんぱく質 40.5g （BCAA 18.3g 含む）	
テルフィス点滴静注（500mL）× 1	エネルギー 160kcal たんぱく質 40g （BCAA 14.2g 含む）	

表3 介入後の経腸栄養内容

栄養剤	栄養価	合計
ペプタメン®スタンダード（100mL）× 1 ペプタメン®スタンダード（200mL）× 1 明治リーナレン®LP（250mL）× 1	エネルギー 850kcal たんぱく質 20g	エネルギー 1,439kcal たんぱく質 60.5g （BCAA 18.3g 含む）
アミノレバン®EN 配合散（50g）× 3	エネルギー 639kcal たんぱく質 40.5g （BCAA 18.3g 含む）	

表4 経腸栄養再プランニング

栄養剤	栄養価	合計
アイソカル®2K neo（200mL）× 2 明治リーナレン®MP（250mL）× 1	エネルギー 1,200kcal たんぱく質 38g	エネルギー 1,839kcal たんぱく質 78.5g （BCAA 18.3g 含む）
アミノレバン®EN 配合散（50g）× 3	エネルギー 639kcal たんぱく質 40.5g （BCAA 18.3g 含む）	

たため、いったん輸液からのBCAA補給を終了して 表3 の内容に調整しました。これに加え、尿量やバイタルにあわせて輸液を調整しました。

○ 再プランニング

NH$_3$ の上昇はなく、部分的な痙攣を認めることはありましたが、全身性の痙攣はあ

りませんでした。そのため、経腸栄養を増量し、目標たんぱく質量を「42.2g（0.7g/kg）＋ BCAA（18.3g 含む）」から「78.5g（1.2g/kg）＋ BCAA（18.3g 含む）」へ変更しました。栄養状態の低下防止を図り、引き続き NH$_3$ をモニタリングすることとしました（表4）。

その後は意識レベルも徐々に安定しまし

表5 食事移行時の再プランニング

食事・栄養剤	栄養価	合計
嚥下調整食（コード3）1/2量、100%摂取	エネルギー 1,000kcal たんぱく質 30g	エネルギー 1,639kcal たんぱく質 70.5g（BCAA 18.3g含む）
アミノレバン®EN配合散（50g）× 3	エネルギー 639kcal たんぱく質 40.5g（BCAA 18.3g含む）	

表6 食事の再プランニング

食事・栄養剤	栄養価	合計
嚥下調整食（コード4）、100%摂取 栄養補助食品を毎食、100%摂取	エネルギー 1,880kcal たんぱく質 60g	エネルギー 1,880kcal たんぱく質 60g

表7 食事の再々プランニング

食事・栄養剤	栄養価	合計
嚥下調整食（コード4）1/2量、100%摂取	エネルギー 1,000kcal たんぱく質 30g	エネルギー 1,639kcal たんぱく質 70.5g（BCAA 18.3g含む）
アミノレバン®EN配合散（50g）× 3	エネルギー 639kcal、たんぱく質 40.5g（BCAA 18.3g含む）	

た。言語聴覚士による経口訓練もすすみ、X＋1年1月31日より食事へ移行となりました。当初は嚥下調整食（「学会分類」コード3）から食事を開始しましたが、たんぱく質の調整目的で食事量を副食1/2量とし、アミノレバン®EN配合散は継続としました。経口摂取は良好で、ほぼ全量摂取できていました。経口摂取がすすみ、たんぱく質調整食を提供できる段階で、アミノレバン®EN配合散からリーバクト®配合顆粒への切り替えを検討しました。食事内容のプランは **表5** のとおりです。

2月14日より嚥下調整食（コード4）に調整して副食全量へ変更し、不足するエネルギーは栄養補助食品（たんぱく質0g）を追加しました（**表6**）。食事摂取も良好であり、痙攣も認めないことから、BCAA製剤はいったん終了することにしました。

2月18日に全身性の痙攣を認め、1週間ほど絶食・輸液管理となりました。ちょうどBCAA製剤を終了したタイミングでもあり、食事再開時はBCAA製剤を再開しました。食事からのたんぱく質もいったん減量する内容へ変更となりました（**表7**）。

表8 最終の食事内容

食事・栄養剤	栄養価	合計
嚥下調整食（コード4）、100%摂取 栄養補助食品を毎食、100%摂取	エネルギー 1,730kcal たんぱく質 55g	エネルギー 1,730kcal たんぱく質 67.5g （BCAA 12.5g含む）
リーバクト®配合顆粒（4.15g）× 3	たんぱく質 12.5g （BCAA 12.5g）	

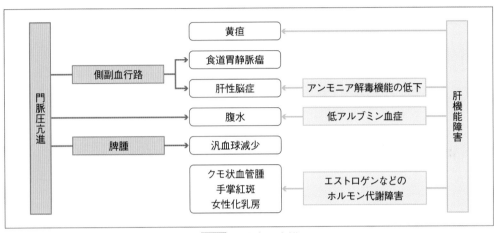

図2 肝硬変の病態

● 症例の結果

　X＋1年3月14日より再度食事を全量提供し、アミノレバン®EN配合散を終了した分のBCAAをリーバクト®配合顆粒へ変更しました。その後は痙攣なく4月4日に転院となりました。最終の食事内容は 表8 のとおりです。

肝硬変における経腸栄養剤選択のポイント

　肝硬変患者に推奨されるエネルギー、たんぱく質量については、『肝硬変診療ガイドライン2020（改訂第3版)』[1] において「蛋白不耐症がない場合は1.0 ～ 1.5g/kg/日（BCAA製剤を含む）、蛋白不耐症がある場合は0.5 ～ 0.7g/kg/日 + BCAA高含有肝不全用経腸栄養剤」とされています。このたんぱく不耐症の有無を判断しなくてはいけないわけですが、肝硬変は 図2 のとおり、門脈圧亢進と肝機能障害が複合的に関連して症状を呈する病態です。

　本稿のポイントであるたんぱく不耐症は、アンモニアの代謝障害や側副血行路によるたんぱく質代謝の障害が原因と考えられます。本症例でも高アンモニア血症と肝機能低下を認め、たんぱく不耐症の状態で

あったことが推察されます。そのため、必要たんぱく質量を 0.7g/kg と設定しました。たんぱく質調整には、たんぱく質量の少ない腎不全用の経腸栄養剤を選択しました。

また、ガイドラインで解説されている「＋ BCAA」については、食品の経腸栄養剤から十分量が確保できない場合、医薬品の経腸栄養剤を使用しました。本症例では「0.5 〜 0.7g/kg/ 日 ＋ BCAA」で調整しましたが、アンモニアの上昇や意識レベルの悪化を認めなかったため、低栄養の是正を目的に「1.0 〜 1.2g/kg/ 日（BCAA 含む）」で調整しました。BCAA の投与終了時に痙攣を認めたため、BCAA を継続し、その後は痙攣なく転院することができました。

1）日本消化器病学会ほか編．"肝硬変患者に推奨されるエネルギー・蛋白質摂取量は？"．肝硬変診療ガイドライン 2020（改訂第 3 版）．東京，南江堂，2020，20．

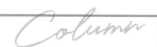

ドクターに任される管理栄養士になるために

Column

まずは多職種に「管理栄養士には何ができるのか」を知ってもらおう

多職種から信頼されるためには、まず管理栄養士には何ができるのかを知ってもらう必要があると考えています。そのため、病棟に常駐して、自分たちに何ができるのかを多職種にみてもらうことが必要だと思います。アクションプランは、事務所の電子カルテを撤廃し、病棟におかせてもらうことです。それによって病棟で業務を行うこととなり、自然と多職種との接点が増え、相互理解も深まり、徐々に信頼される管理栄養士になっていくと思います。

MEMO

....

....

....

....

....

....

....

....

....

....

....

....

....

....

....

....

....

....

....

3 心不全

東京医科大学病院栄養管理科　**福勢麻結子**（ふくせ・まゆこ）
東京医科大学病院栄養管理科科長　**宮澤靖**（みやざわ・やすし）

施設紹介

　当院は東京都新宿区西新宿に位置し、高度先端医療を提供する特定機能病院です。筆者の担当病棟である集中治療室は、ICUと心血管集中治療部のCCUで構成されています。CCUは6床あり、緊急カテーテル治療が必要な急性冠症候群や心臓のポンプ機能が著しく低下した急性非代償性心不全などの患者が入室します。

施設で採用している 経腸栄養剤のラインナップ

　当院で採用している栄養剤を 表1 に示します。さまざまな病態に対応できるように採用しています。医薬品も多く取りそろえており、在宅を見据えた栄養サポートにも対応できるようになっています。

施設の経腸栄養剤の 選択手順

　集中治療室では、毎朝行う多職種カンファレンスで栄養サポートが決定されます。経腸栄養の提案は管理栄養士が行っています。選択基準の目安は大きく分けると 表2 のとおりですが、病態や治療経過に応じて多職種で検討しています。筆者の担当病棟で使用頻度が高い特殊栄養剤を 表3 [1, 2] に示します。

症例紹介

● 患者紹介

患者：70歳代、女性。
疾患名：心不全増悪。
既往歴：くも膜下出血、脳梗塞、胸腰椎圧迫骨折。

● 現病歴

　20XX年1月、肺炎加療目的で他院に入

表1 当院で採用している経腸栄養剤

	種類	栄養剤
食品	消化態栄養剤	ペプチーノ® ペプタメン®スタンダード ペプタメン®インテンス ペプタメン®AF プロトダイエット
	半消化態栄養剤	アイソカル®1.0/1.5 アイソカル®2K 明治メイバランス®HP 明治リーナレン®LP 明治リーナレン®MP グルセルナ®-REX ヘパス®
医薬品	成分栄養剤	エレンタール®配合内用剤
	半消化態栄養剤	ラコール®NF 配合経腸用液（液体・半固形） エネーボ®配合経腸用液 エンシュア・リキッド® イノラス®配合経腸用液

表2 経腸栄養剤の選択基準の目安

- 異化亢進（炎症反応高値、侵襲が大きい手術など）、低 Alb、血液浄化療法
  高たんぱく質含有栄養剤
- 腎機能障害や Na・K・P が高値の場合
  腎不全用栄養剤（腎機能障害の程度や経過により標準栄養剤を使用する場合もある）
- 水分制限
  低容量高栄養含有栄養剤（1.5kcal/mL または 2kcal/mL）
- 血糖高値
  糖尿病用栄養剤、グアーガム分解物（PHGG）配合栄養剤

院となった。入院後、2 型呼吸不全、呼吸性アシドーシスによる意識障害となり低左心機能を認めた。循環器管理が必要と判断され、当院へ転院し、CCU 入室となった。コンピュータ断層撮影（CT）で肺炎を認め、低酸素血症に伴うアシドーシスと心筋障害であると判断し、気管挿管および抗菌薬投与を開始した。

● 介入時身体所見・血液検査所見・画像所見

身体所見：身長 149.0cm、体重 37.0kg、BMI 16.7kg/m²。

胸部 X 線撮影では、右上中肺野に浸潤影、心拡大（＋）、胸水なし。心臓超音波検査（心エコー）では左室駆出率（LVEF）

表3 当院集中治療室で使用頻度の高い特殊栄養剤（文献 1、2 を参考に作成）

栄養剤	選択基準
グルタミン製剤	消化管において腸上皮細胞の栄養となり、腸管の integrity を維持するとされており、推奨投与量は 0.3 ～ 0.5g/kg/ 日と考えられている[1]。当院では、循環動態が不安定な症例や、消化管術後の初回投与などに使用する。
サンファイバー®	PHGG が配合されている。PHGG などの水溶性食物繊維は消化管内容物の粘性を高める効果があり、胃からの排泄や小腸での吸収を遅らせ、腸管蠕動に対する抵抗によって消化管内容物の流れを減弱させる効果があると考えられている[1]。当院では、整腸目的でプロバイオティクスとともに使用することがある。
ビフィズス菌末 BB 536	ビフィズス菌が 500 億個 / 本配合されているため、当院では整腸目的にプレバイオティクスとともに使用することがある。
オルニュート®	グルタミン、亜鉛、ビタミン C、ビタミン A、オルニチンなどが含まれるが、これらの栄養は褥瘡や創傷治癒に有効であると考えられている[2]。

20％。今回の経過から、肺炎契機による心不全増悪が考えられ、肺炎加療と呼吸不全の是正を行い、心機能の経過を観察することになった。肺炎による敗血症性ショックや血管内脱水を伴っていたため、輸液・カテコールアミンで循環管理となった。入院時の採血結果と血液ガス分析結果を **表4** に示す。

栄養スクリーニングを含めた総合的アセスメント

挿管中であり、自宅での食事の詳細な聴取は不可能でしたが、カルテ記録より、家族が調理を行い 3 食摂取していることがわかりました。もともとの日常生活動作（ADL）は屋内伝い歩き、清潔、更衣、食事、排泄が自立していました。CONUT は 3 で軽度栄養障害でしたが、BMI 16.7kg/ m^2 であることと、脱水により Alb が濃縮している可能性を考慮すると、栄養障害は中等度程度と考えられました。

初期治療計画（栄養ケアプラン）

入室時はショック状態であり、輸液負荷とカテコールアミン投与が必要となりました。腎血流量低下による腎機能障害（**図1**）や、水分バランスの経過（**図2**）とともに、溢水や前負荷増大による心不全増悪の有無を確認しながら、栄養管理を検討することにしました。循環動態が不安定であるため、経腸栄養の初回投与はグルタミン CO とし、栄養投与量の不足に対して中心静脈栄養（TPN）を検討することにしました。経腸栄養剤の増量に関しては、循環動態と消化器症状を観察するとともに、腎機能の経過に応じて、適宜腎不全用栄養剤への変更を検討することとしました。

目標栄養量は以下のとおりです。

エネルギー：37.0kg × 20kcal/kg/ 日 = 700

表4 入院時採血と血液ガス分析の結果

●入院時採血

項目	検査値
WBC（× 10^3/μL）	24.7
リンパ球（%）	2.5
Hb（g/dL）	11.8
Alb（g/dL）	3.8
Tcho（mg/dL）	185
BUN（mg/dL）	37.1
Cre（mg/dL）	1.47
Na（mmol/L）	141
K（mmol/L）	4.4
P（mg/dL）	9.4
Mg（mg/dL）	2.9
CRP（mg/dL）	1.3
ChE（U/L）	258
AST（U/L）	70
ALT（U/L）	25

項目	検査値
γ-GT（U/L）	56
LDH（U/L）	539
T-Bil（mg/dL）	0.35
CK（U/L）	4,267
CK-MB（U/L）	8.8
BNP（pg/mL）	1,677.1

●血液ガス分析

項目	検査値
pH	7.261
pO$_2$（mmHg）	81.3
pCO$_2$（mmHg）	61.9
HCO$_3$$^-$（mmol/L）	26.9
BE（mmol/L）	− 0.3

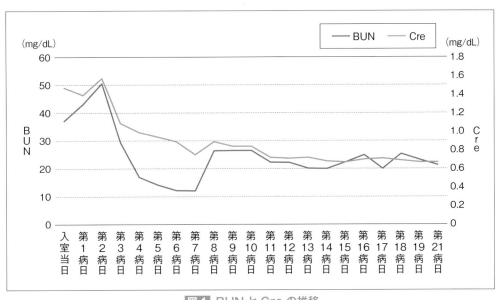

図1 BUN と Cre の推移

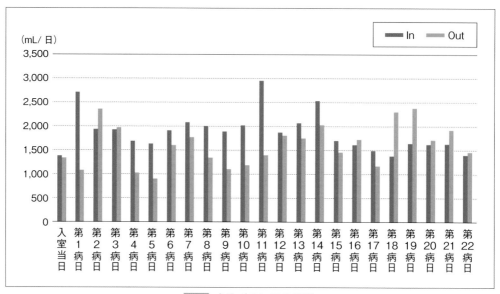

図2 水分バランスの経過

〜 800kcal/ 日程度。

※徐々に30kcal/kg/ 日（1,100 〜 1,200kcal/ 日）程度へ増量。

たんぱく質：37.0kg × 0.6 〜 1.0g/kg/ 日 = 20 〜 40g/kg/ 日程度。

● 入院後の経過と栄養サポート

入室当日〜第 7 病日の経過と栄養サポート

エネルギーとたんぱく質の投与量の推移を **図3** に示します。第 1 病日からグルタミン CO と TPN を開始しました。第 2 病日では、水分バランスがプラスであることや、BUN と Cre が上昇傾向であることを考慮して TPN が変更になりました。低容量かつ腎機能障害が進行しても対応できるよう、ハイカリック®RF輸液にアミノ酸製剤とビタミン、ミネラルを追加した組成としました。第 3 病日では、カテコールアミンを漸減できていることから経腸栄養剤を開始しました。第 4 病日で、Na 150mmol/ L と上昇していました。下痢や発熱があり脱水も考えられましたが、Na 投与量の調整を行いました。経腸栄養中の Na はごく少量であるため、そのほかの TPN や輸液を調整することで 6.4g/ 日程度から 5.0g/ 日程度となり、その後、Na は改善していきました。

全身状態としては、ショックの際に輸液投与となった経緯がありましたが、下腿浮腫や胸部X線撮影でのうっ血、胸水などの心不全増悪なく、LVEF は 40％まで改善していきました。入院時の心機能低下は、肺炎による敗血症性ショックや全身状態悪化による一過性の変化と考えられるとのことでした。炎症反応は改善して呼吸状態も良好であることから、抜管をめざすことので

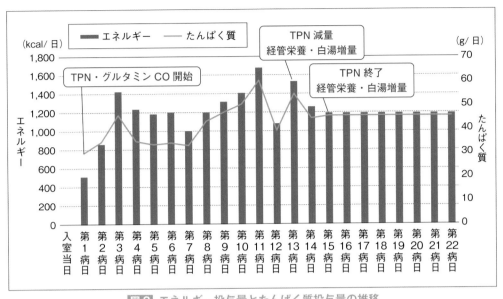

（kcal/日）　■ エネルギー　── たんぱく質　　　（g/日）

TPN 減量
経管栄養・白湯増量

TPN・グルタミン CO 開始

TPN 終了
経管栄養・白湯増量

図3 エネルギー投与量とたんぱく質投与量の推移

きる状態となりました。

第8病日〜 CCU 退室まで

　抜管に2度トライしましたが、喀痰を排出することができず、いずれも再挿管となりました。そのため、第12病日に気管切開となりました。LVEF は入院時よりも改善傾向とのことでしたが、40％であり、心不全兆候を観察する必要がありました。リハビリテーション（リハ）は理学療法士と看護師が、血圧や呼吸状態などを観察し、心負荷に配慮しながら行っていました。全介助が必要でしたが、車いす移乗が可能となっていきました。栄養は、急性期を脱したことから徐々に TPN を減量し、経腸栄養へ移行できるようになりました。

　リハや低栄養を考慮して、目標栄養量を下記のように設定しました。腎機能障害の進行なく経過したため、標準栄養剤で

1.5kcal/mL を選択しました。第16病日で K 3.5mmol/L であったため、不整脈出現を考慮して薬剤で補正することになりました。水分投与量については、TPN 減量分と日々の水分バランスを観察しながら多職種と検討し、適宜白湯を追加しました。栄養状態については Alb の低下はなく、経口摂取も検討できる段階まで ADL が改善し、一般病棟へ転床しました。

　目標栄養量は以下のとおりです。

エネルギー：37.0kg × 30kcal/kg/日 = 1,100 〜 1,200kcal/日程度。

たんぱく質：37.0kg × 1.0 〜 1.2g/kg/日 = 35 〜 45g/日程度。

● 症例の結果

　本症例は下記の2点を考慮し、CCU 退室までに経腸栄養での目標栄養量が達成でき

た症例でした。

心不全兆候の観察

感染症（肺炎）契機の心不全増悪症例でした。心機能低下は一過性であったものの、介入中のLVEFは40％であったことから、心不全兆候を確認しながら栄養サポートを行う必要がありました。CCU入室時の循環動態は不安定であり、積極的な経腸栄養の増量がむずかしかったためTPNを併用しましたが、全体の水分バランスを考慮して栄養投与量を検討できたと考えています。

経過中にNaが上昇しましたが、本症例ではNa投与量を控え、自由水への置き換えによって対応できました。しかし、Naは単なる食塩の過不足だけでなく、水分量や利尿薬の影響により変動するため、多職種とともに検討する必要があります。

腎機能の観察

心臓のポンプ機能低下などによる腎血流

量の減少に伴い腎機能障害を併発していたことから、腎機能の経過を観察することも必要な症例でした。病態の改善とともに腎機能も改善したため、標準栄養剤での管理が可能でした。

心不全における
経腸栄養剤選択のポイント

①急性期は循環動態が不安定であるため、経腸栄養の開始時期や投与量を慎重に検討する。
②経腸栄養増量の際は、全体の水分バランスや心不全兆候に配慮する。
③心不全では、腎機能障害や体液貯留による希釈、利尿薬の使用などで電解質が変動する場合があるため、電解質の推移を観察して栄養剤を調整する。

ドクターに任される管理栄養士になるために

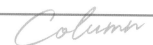

「なぜ今、その提案が必要なのか」を簡潔に伝える

病棟にいるだけでは、管理栄養士の役割は務まりません。管理栄養士自身が自律自働してこそ、医師・他職種との信頼関係が構築され、「栄養は管理栄養士に任せる」という文化が構築されていくと思います。そのためには管理栄養士からの積極的な発言が必要ですが、ポイントは「なぜ今、その提案が必要なのか」を簡潔に伝えられるようにすることだと思います。また、医師への提案は管理栄養士から直接行うことが大切です。日々の地道なコミュニケーションの積み重ねにより、他職種とのあいだに栄養に関する共通認識が生まれ、よりよい栄養サポートにつなげられると思います。

引用・参考文献

1）日本集中治療医学会重症患者の栄養管理ガイドライン作成委員会. 日本版重症患者の栄養療法ガイドライン. 日本集中治療医学会雑誌. 23（2）, 2016, 185-281.

2）田中芳明ほか. 褥瘡. 静脈経腸栄養. 27（2）, 2012, 703-10.

3

心不全

第2章

症例でわかる経腸栄養プランニングのポイント

4　クローン病

前・社会医療法人共愛会戸畑共立病院栄養科管理栄養士
（現・学校法人聖路加国際大学聖路加国際病院栄養科管理栄養士）
佐保洸太（さほ・こうた）

施設紹介

　社会医療法人共愛会戸畑共立病院（当院）は福岡県北九州市戸畑区に位置し、35の診療科を標榜する 218 床の地域医療支援病院です。地域がん診療連携拠点病院として指定されており、救急医療、がん治療などを中心に医療を提供しています。2021年度の平均在院日数は 12.7 日です。

　当院の患者は急性疾患から慢性疾患まで多岐にわたっており、内科的治療から外科的治療まで行っています。患者層も若年者から高齢者まで幅広く、栄養支援は病棟担当の管理栄養士が患者一人ひとりにあわせて行っています。

施設で採用している
経腸栄養剤のラインナップ

　当院で採用している栄養剤を表に示します。

　当院のクローン病患者で経腸栄養剤を使用する場合は、脂質含有量が少ないもの、

または含まれていないものを選んでいます。第一選択は、成分栄養剤のエレンタール®配合内用剤です。受容性が低い場合は、半消化態栄養剤のラコール®NF 配合経腸用液（液体）などへ変更しています。食事を提供している場合は、消化態流動食のペプチーノ®、栄養補助食品のエプリッチドリンクすいすいなどを使用することがあります。クローン病患者の病態、症状、治療法に応じて、静脈栄養や経腸栄養を組み合わせて栄養療法を行います。クローン病は活動期の治療の軽症から重症まですべてに栄養療法が入っており、寛解維持療法や術後の再燃予防にも含まれています（図1）[1]。

施設の経腸栄養剤の
選択手順

　当院には、経腸栄養剤選択のプロトコールはありません。経腸栄養（経管栄養）管理となるのは、入院患者全体の約 1 割程度です。管理栄養士が患者の年齢、体格、病態、治療の方向性などにあわせて経腸栄養

62　Nutrition Care 2023 秋季増刊

表 当院で採用している経腸栄養剤（医薬品・食品含む）

区分	医薬品扱いの経腸栄養剤
成分栄養剤	エレンタール®配合内用剤
	ヘパン ED®配合内用剤
消化態経腸栄養剤	ツインライン®NF 配合経腸用液
半消化態経腸栄養剤	エネーボ®配合経腸用液
	エンシュア®・H
	ラコール®NF 配合経腸用液
	ラコール®NF 配合経腸用半固形剤

区分	食品扱いの経腸栄養食	区分	食品扱いの経腸栄養食
消化態流動食	ペプチーノ®	栄養補助食品など	ヘパス
	ペプタメン®スタンダード		ブイ・クレス®BIO
半消化態流動食（液体）	メディエフ®		ブイ・クレス®CP 10
	アイソカルサポート®		明治メイバランス®Mini
	アイソカル®Bag 2K		エプリッチドリンクすいすい
半消化態流動食（半固形）	メディエフ®プッシュケア®2.5		元気ジンジン®
			アクアファン®MD 100
栄養補助食品など	レナウェル®3		グルタミン CO
	アルジネード®		GFO®
	アイソカル®クリア		サンファイバー®
	リソース®グルコパル®		ビフィズス菌末 BB 536
	テルミール®2.0 α		OS-1®

プランニングを行い、主治医と適宜相談しながら施行しています。そこで活用しているのが、経腸栄養プランニング表です（**図2**）。電子カルテに経腸栄養プランニング表を記載することによって、患者にかかわるすべての医療従事者と情報共有できる点がメリットです。

症例紹介

◯ 患者紹介

患者：10 歳代、男性。
疾患名：小腸大腸型クローン病。
主訴：肛門痛。
既往歴：難治性痔瘻。

活動期の治療（病状や受容性により、栄養療法・薬物療法・あるいは両者の組み合わせを行う）		
軽症～中等症	**中等症～重症**	**重症**（病勢が重篤、高度な合併症を有する場合）
薬物療法 ・ブデソニド ・5-ASA 製剤 　ペンタサ®顆粒／錠、 　サラゾピリン®錠（大腸病変） 栄養療法（経腸栄養療法） 許容性があれば栄養療法 経腸栄養剤としては、 ・成分栄養剤（エレンタール®） ・消化態栄養剤（ツインライン®など）を第一選択として用いる。 ※受容性が低い場合は半消化態栄養剤を用いてもよい ※効果不十分の場合は中等症～重症に準じる	薬物療法 ・経口ステロイド（プレドニゾロン） ・抗菌薬（メトロニダゾール*、シプロフロキサシン*など） ※ステロイド減量・離脱が困難な場合：アザチオプリン、6-MP * ※ステロイド・栄養療法などの通常治療が無効／不耐な場合：インフリキシマブ・アダリムマブ・ウステキヌマブ・ベドリズマブ・リサンキズマブ 栄養療法（経腸栄養療法） ・成分栄養剤（エレンタール®） ・消化態栄養剤（ツインライン®など）を第一選択として用いる。 ※受容性が低い場合は半消化態栄養剤を用いてもよい 血球成分除去療法の併用 ・顆粒球吸着療法（アダカラム®） ※通常治療で効果不十分・不耐で大腸病変に起因する症状が残る症例に適応	外科治療の適応を検討したうえで以下の内科治療を行う 薬物療法 ・ステロイド経口または静注 ・インフリキシマブ・アダリムマブ・ウステキヌマブ・ベドリズマブ・リサンキズマブ（通常治療抵抗例） 栄養療法 ・絶食のうえ、完全静脈栄養療法（合併症や重症度がとくに高い場合） ※合併症が改善すれば経腸栄養療法へ ※通過障害や膿瘍がない場合はインフリキシマブ・アダリムマブ・ウステキヌマブ・ベドリズマブ・リサンキズマブを併用してもよい

寛解維持療法	**肛門部病変の治療**	**狭窄／瘻孔の治療**	**術後の再燃予防**
薬物療法 ・5-ASA 製剤 　ペンタサ®顆粒／錠 　サラゾピリン®錠 　（大腸病変） ・アザチオプリン ・6-MP * ・インフリキシマブ・アダリムマブ・ウステキヌマブ・ベドリズマブ（インフリキシマブ・アダリムマブ・ウステキヌマブ・ベドリズマブ・リサンキズマブにより寛解導入例では選択可） 在宅経腸栄養療法 ・エレンタール®、ツインライン®などを第一選択として用いる。 ※受容性が低い場合は半消化態栄養剤を用いてもよい ※短腸症候群など、栄養管理困難例では在宅中心静脈栄養法を考慮する	まず外科治療の適応を検討する。 ドレナージやシートン法など ・肛門狭窄：経肛門的拡張術 内科的治療を行う場合 ・痔瘻・肛門周囲膿瘍：メトロニダゾール*、抗菌剤・抗生物質 　インフリキシマブ・アダリムマブ・ウステキヌマブ ・裂肛、肛門潰瘍：腸管病変に準じた内科的治療 ヒト（同種）脂肪組織由来幹細胞 複雑痔瘻に使用されるが、適応は要件を満たす専門医が判断する	【狭窄】 ・まず外科治療の適応を検討する。 ・内科的治療により炎症を沈静化し、潰瘍が消失・縮小した時点で、内視鏡的バルーン拡張術 【瘻孔】 ・まず外科治療の適応を検討する。 ・内科的治療（外瘻）としてはインフリキシマブ 　アダリムマブ 　アザチオプリン	寛解維持療法に準ずる 薬物療法 ・5-ASA 製剤 　ペンタサ®顆粒／錠 　サラゾピリン®錠 　（大腸病変） ・アザチオプリン ・6-MP * ・インフリキシマブ・アダリムマブ 栄養療法 ・経腸栄養療法 ※薬物療法との併用も可

短腸症候群に対してテデュグルチドが承認された（適応などの詳細は添付文書参照のこと）

※（治療原則）内科治療への反応性や薬物による副作用あるいは合併症などに注意し、必要に応じて専門家の意見を聞き、外科治療のタイミングなどを誤らないようにする。薬用量や治療の使い分け、小児や外科治療など詳細は本文を参照のこと。
＊：現在保険適用には含まれていない

図1 令和4年度クローン病治療指針（内科）（文献1より引用）

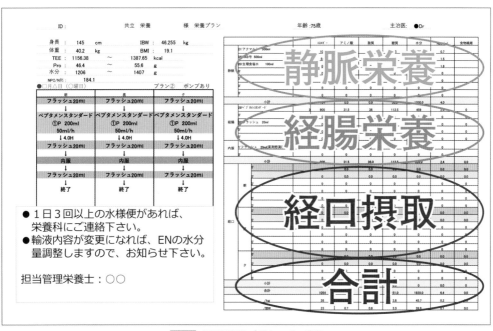

図2 経腸栄養プランニング表

◯ 現病歴

約1年前より下痢症状と肛門部周囲の疼痛を認め、A病院を受診した。精査では大腸アフタ様病変を認めたが、クローン病の診断には至らなかった。その後、近医で切開排膿およびシートンドレナージ術を施行。しかしながら症状が改善せず、体重は減少した。肛門痛が増悪し、当院を紹介受診して精査目的で入院となった。

◯ 介入時身体所見・血液検査所見

身体所見：身長165.0cm、体重42.7kg、BMI 15.7kg/m^2、理想体重（IBW）59.9kg、調節体重（ABW）47.0kg。

血液検査所見：TP 7.4g/dL、Alb 3.8g/dL、BUN 13.8mg/dL、Cre 0.63mg/dL、eGFR 145.1mL/分/1.73m^2、Tcho 109mg/dL、TG 62mg/dL、Na 144mEq/L、K 3.6mEq/L、CRP 1.62mg/dL、WBC 11,430/μL、Hb 13.0g/dL、Ht 41.6%、PLT 38万/μL、TLC 1,600/μL。

◯ 栄養スクリーニングを含めた総合的アセスメントと診断

身体所見からBMI 15.7kg/m^{2}と、るい痩が著明です。10歳代であり、青年期を考慮しても、同年代と比較して低体重です。また Alb 3.8g/dL、Tcho 109 mg/dL、TLC 1,600/μLからCONUTは2で軽度栄養障害を認めます。

小腸大腸型クローン病は小腸の栄養消化

吸収能が障害されるリスクがあり、青年期の場合はとくに成長障害になる可能性があります。また高度な肛門病変を合併しているため、腸管安静を含めた栄養療法を考慮する必要があります。消化管が使用できないと判断した場合は、早期に中心静脈栄養療法（TPN）を行うことが望ましいと考えます。消化管が使用可能な場合は、成分栄養剤（エレンタール®配合内用剤）を含めた経腸栄養療法を行います。

● 初期治療計画（栄養ケアプラン）

必要エネルギー量の設定

必要エネルギー量の設定には、現体重とIBW が大幅に離れており、るい痩も存在するため、ABW を使用します。必要エネルギー量は ABW（kg）あたり 35 〜 40kcal、必要たんぱく質量は設定した必要エネルギー量の 15%とします。

必要エネルギー量：1,650 〜 1,880kcal（35 〜 40kcal/ABW）。

必要たんぱく質量：62 〜 71g（必要エネルギー量の 15%）。

脂肪乳剤の併用

TPN を行う場合は、高血糖や肝障害などに注意しながら段階的に栄養量を増量していき、脂肪乳剤を併用します。脂肪乳剤を投与する目的は、必須脂肪酸欠乏症の予防、脂肪肝の抑制、高血糖の予防、必要エネルギー量の補填、病態に応じた NPC/N比（非たんぱく質エネルギー / 窒素比）の調整などがあります。クローン病では低脂質食をすすめられていますが、静脈栄養に関しては消化管を使用しません。そのため、脂肪乳剤の添付文書に記載されている禁忌病態以外には、積極的に使用するべきであると考えます。

脂肪乳剤が円滑に代謝されるために、現体重あたり 0.1g/kg/ 時以下の投与速度が推奨されています。脂肪乳剤投与時のモニタリングのポイントは、定期的に血中 TGを測定することです。筆者の臨床経験上、血中 TG が正常値範囲を超えた場合でも、現行の投与速度をさらに低速にすれば血中TG が改善した症例を経験したため、栄養管理の選択肢の一つとして考えてもらえると幸いです。

経腸栄養療法

消化管が使用可能な場合は、経腸栄養療法を行います。経口または経鼻経管栄養で、成分栄養剤（エレンタール®配合内用剤）を摂取します。摂取エネルギーの半分程度を成分栄養剤で摂取する half ED（elemental diet）が寛解維持に有用であるという報告があります[2]。

成分栄養剤の摂取の注意点として、浸透圧性下痢を来すことがあります。下痢の回数や量が多い場合は 1kcal/mL ではなく0.5kcal/mL の低濃度にしたり、通常よりもゆっくり時間をかけて摂取するなどの工夫をすることが、患者受け入れの点からも肝要です。

○ 入院経過と栄養管理

第 1 病日

シートンドレナージ抜去、絶食管理、末梢静脈栄養（PPN）開始。

栄養管理：ビーフリード®輸液（500mL）×2。

摂取栄養量：420kcal、アミノ酸 30g、脂質0g。

第 2 ～ 5 病日

コンピュータ断層撮影（CT）検査、上部・下部消化管内視鏡検査、注腸造影検査、小腸造影検査を施行しました。精査の結果、小腸大腸型クローン病と診断されました。また直腸の左右に瘻孔を認めたため、腸管安静が必要であると判断しました。

栄養管理：ビーフリード®輸液（500mL）×2、トリフリード®輸液（500mL）×2。

摂取栄養量：840kcal、アミノ酸 30g、脂質0g。

第 6 病日

5-ASA 製剤の内服を開始し、経口より成分栄養剤（エレンタール®配合内用剤）の摂取を開始しました。排便時に痛みはありますが、解熱鎮痛薬にて疼痛コントロールは良好です。下血・下痢症状はありません。

栄養管理：ビーフリード®輸液（500mL）×2、トリフリード®輸液（500mL）×2、エレンタール®配合内用剤（80g）×2。

摂取栄養量：1,440kcal、アミノ酸 56g、脂質 1g。

第 9 病日

末梢挿入型中心静脈カテーテル（PICC）を挿入しました。

第 10 病日

TPN を開始し、脂肪乳剤を併用しました。

栄養管理：エルネオパ®NF 1 号輸液（2,000mL）×1、イントラリポス®輸液20％（100mL）×1、エレンタール®配合内用剤（80g）×2。

摂取栄養量：1,920kcal、アミノ酸 66g、脂質 21g。

第 13 病日

肝障害や高血糖はありません。体重が減少しているため、TPN の栄養量を増量しました。

栄養管理：エルネオパ®NF 2 号輸液（1,500mL）×1、イントラリポス®輸液20％（100mL）×2、エレンタール®配合内用剤（80g）×2。

摂取栄養量：2,230kcal、アミノ酸 71g、脂質 41g。

第 15 病日

血液検査にて炎症反応は改善しており、シートンドレナージ術を施行しました。

第 18 病日

軽度の肛門痛がありますが、炎症反応は正常です。1 日 2 食の食事を開始し、炎症性腸疾患（IBD）用の五分粥食を昼・夕食提供しました。1 食分（朝食）として、成分栄養剤は併用を継続します。

栄養管理：エルネオパ®NF 2 号輸液（1,500mL）×1、イントラリポス®輸液20％（100mL）×1、エレンタール®配合内用剤（80g）×2、IBD 用の五分粥食（昼・夕食、800kcal、たんぱく質 35g、脂

質 9g)。

摂取栄養量：2,830kcal、たんぱく質（アミノ酸含む）106g、脂質 30g。

【第 19 病日】

発熱なし、下血・下痢症状なしで、肛門痛は落ち着いています。消化器症状は問題なく経過しています。TPN から PPN へ変更となりました。本人と家族へ、退院前の栄養食事指導を実施しました。

栄養管理：ビーフリード®輸液（500mL）× 1、エレンタール®配合内用剤（80g）× 2、IBD 用の五分粥食（昼・夕食、800kcal、たんぱく質 35g、脂質 9g）。

摂取栄養量：1,610kcal、たんぱく質（アミノ酸含む）76g、脂質 10g。

【第 20 病日】

食上げを行い、IBD 用の全粥食へ変更しました。1 日 2 食（昼・夕食）と、1 食分（朝食）の成分栄養剤は継続します。

栄養管理：ビーフリード®輸液（500mL）× 1、エレンタール®配合内用剤（80g）× 2、IBD 用の全粥食（昼・夕食、1,000kcal、たんぱく質 40g、脂質 14g）。

摂取栄養量：1,810kcal、たんぱく質（アミノ酸含む）81g、脂質 15g。

【第 21 病日】

PPN を終了しました。

栄養管理：エレンタール®配合内用剤（80g）× 2、IBD 用の全粥食（昼・夕食、1,000kcal、たんぱく質 40g、脂質 14g）。

摂取栄養量：1,600kcal、たんぱく質（アミノ酸含む）66g、脂質 15g。

【第 22 病日】

バイタルサイン、血液検査、消化器症状などに問題はありません。2 回目の栄養食事指導を実施し、自宅退院となりました。退院後は half ED を行い、外来栄養食事指導を継続しています。

◯ 症例の結果

当症例は腸管安静目的で、食事は絶食とし、経腸栄養療法として成分栄養剤の経口摂取を行いました。成分栄養剤摂取後に下血・下痢症状、発熱、腹部症状、炎症反応増悪などがないことをモニタリングし、栄養管理を行いました。静脈栄養に関しては、栄養障害や体重減少を認めたため TPN 管理とし、栄養量の増量を行いました。治療と栄養療法が奏功し、炎症反応は徐々に低下して病状の改善につながり、退院時には食事摂取も可能となりました。また栄養食事指導を行い、退院後は寛解維持療法として half ED とクローン病の食事療法を継続しました。体重は入院時 42.7kg から退院時 40.5kg へ減少しましたが、外来栄養食事指導を行い、約半年後には 46.8kg まで増加しました。

クローン病における経腸栄養剤選択のポイント

①クローン病の経腸栄養療法では、成分栄養剤（エレンタール®配合内用剤）、消化態栄養剤（ツインライン®NF 配合経腸用液など）を第一選択として用いる[1]。

②受容性が低い場合は半消化態栄養剤を用いてもよい[1]。

③成分栄養剤（エレンタール®配合内用剤）を使用する場合は浸透圧性下痢に注意する。

④摂取エネルギーの半分程度を成分栄養剤で摂取する half ED が、寛解維持に有用である[2]。

⑤クローン病では、ビタミン、微量元素、必須脂肪酸などの欠乏に注意する。

⑥消化管が使用できない場合や経腸栄養のみで必要栄養量を確保できない場合は、静脈栄養を行う。

⑦TPN を長期間施行する場合は、セレン欠乏症に注意する。

引用・参考文献

1）「難治性炎症性腸管障害に関する調査研究」（久松班）令和4年度分担研究報告書. 潰瘍性大腸炎・クローン病 診断基準・治療指針：厚生労働科学研究費補助金 難治性疾患政策研究事業. 令和4年度 改訂版（令和5年3月31日）.（http://www.ibdjapan.org/pdf/doc15.pdf, 2023年5月閲覧）.

2）Takagi, S. et al. Effectiveness of an 'half elemental diet' as maintenance therapy for Crohn's disease : A randomized-controlled trial. Aliment. Pharmacol. Ther. 24（9）, 2006, 1333-40.

4 クローン病

第2章

症例でわかる経腸栄養プランニングのポイント

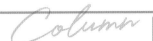

ドクターに任される管理栄養士になるために Column

医療従事者になった今、管理栄養士の存在意義をあらためて考える

　私は、管理栄養士になってから2～3年目ごろまでは、毎日がわからないことばかりでした。患者の役に立てているのだろうか、本当にこれが正しい栄養管理なのか、自問自答の日々でした。そして、その後かみしめて思うことは、いつも教えてくれたのは担当した患者だったということです。

　経腸栄養管理は、経口摂取と違って強制栄養です。管理栄養士として患者の命を預かる覚悟、医療従事者としての心構えはどうでしょうか。きっと不安なこともあり、失敗することもあるでしょう。それをきちんと受け止め学ぶことで、次に同じような患者と出会ったら、その経験が自信になり成功につながっていくと確信しています。

　もし、今あなたが栄養管理を行っているのが大切な家族、友人だったらどうしますか。見て見ぬふりはできず、最善を尽くすと思います。将来、自分自身に返ってくることを忘れてはいけません。深い意味になりますが、患者はあなたを選んでやってきます。後悔が残らないよう、毎日全力疾走してください。患者から「管理栄養士に出会えてよかった」と心から思ってもらえるよう、今日もがんばりましょう。

5 食道がん

医療法人社団愛友会上尾中央総合病院診療技術部栄養科主任　**寺田師**（てらだ・つかさ）
医療法人社団愛友会上尾中央総合病院診療技術部栄養科　**舟木健二**（ふなき・けんじ）

施設紹介

当院は、埼玉県の県央地域に位置する急性期の地域医療支援病院であり、がん診療連携拠点病院です。病床数は733床で、診療科は34科を有しています。栄養科には20名の管理栄養士が常勤しており、病棟担当制にて栄養管理を行っています。とくに消化器外科においては、胃・食道がん手術施行患者や膵頭十二指腸切除術施行患者に対して、術前からのシームレスな栄養管理と理学療法を提供しています。

施設で採用している経腸栄養剤のラインナップ・選択手順

当院で採用している経腸栄養剤は **表** のとおりです。

当院では、電子カルテに経腸栄養剤の情報（EN-MAP）を載せています。EN-MAPには、経腸栄養剤や経口的栄養補助（ONS）の栄養成分や特徴、下痢発生時の対応などを記載しています（**図1**）。医師はその情報を参考にして選択しますが、病棟担当管理栄養士に相談して決定することが多いです。管理栄養士は患者の病態や体格、活動量などを考慮して経腸栄養剤を選択しています。

症例紹介

◯ 患者紹介

患者：70歳代、男性。

主病名：食道胃接合部がん（type II、SCC、cT4aN + M0 Stage III）。

主訴：嚥下時のつかえ感。

併存症：高血圧症、慢性閉塞性肺疾患（COPD）、慢性胃炎（ピロリ菌陽性、未除菌）。

喫煙歴：40本/日（23～65歳）。

飲酒歴：日本酒3合/日（～65歳）。

家族情報：妻と娘との3人暮らし。

◯ 現病歴

X年1月から嚥下時につかえ感があり、様子をみていたが改善しないため、前医を

表 当院で採用している経腸栄養剤

	栄養剤
食品	明治メイバランス® 1.0 Z パック MA- ラクフィア 1.5 アセプバッグ アイソカルサポート® 1.5 Bag ペプタメン®スタンダード（2023 年 5 月よりペプタメン®プレビオ®に切り替え） ペプタメン® AF ペプタメン®インテンス 明治リーナレン® MP Z パック グルセルナ®-REX PG ソフト® EJ 明治 MEIN® グルタミン F
医薬品	エンシュア®・H イノラス®配合経腸用液 ラコール® NF 配合経腸用液 ラコール® NF 配合経腸用液（半固形） エレンタール®配合内用剤 ヘパン ED®配合内用剤 アミノレバン® EN 配合散

受診。上部内視鏡検査で食道胃接合部に腫瘍を認め、生検結果と扁平上皮がん関連抗原の高値より、食道胃接合部がんの診断で当院の消化器外科に紹介となった。術前補助化学療法（NAC）として DCF 療法（ドセタキセル＋シスプラチン＋フルオロウラシル）を 3 コース実施した。11 月に部分的寛解が得られ、手術目的で入院した。

○ 介入時身体所見・血液検査所見・画像所見

介入時身体所見：身長 167.0cm、体重 62.8kg、BMI 22.5kg/m^2、通常時体重 65.0kg、体重減少率 3.4%（3 ヵ月）、上腕周囲長（AC）25.4cm、上腕三頭筋下皮下脂肪厚（TSF）14mm、上腕筋囲長（AMC）21.0cm、上腕筋面積（AMA）35.1cm^2、下腿周囲長（CC）36.2cm（浮腫なし）、最大握力 30.4kg（右）。

血液検査所見：特記なし。

画像所見：特記なし。

○ 栄養スクリーニングを含めた総合的アセスメント

入院時に問診と身体計測を行いました。MUST より、低リスクと判定しました。NAC 中の食事摂取量の低下はみられましたが、食欲は改善傾向で入院日から一般食（2,200kcal、たんぱく質 78g）を全量摂取できていました。

当院採用経腸栄養剤の選択　食品扱い経腸栄養剤 100kcal あたりのたんぱく質量（g）

	消化態栄養剤（消化を必要としない）		半消化態栄養剤（消化を必要とする）	
標準	ペプタメン®プレビオ® E：1.5kcal/mL Pro：3.8g/100kcal		明治メイバランス® 1.0 Z パック E：1.0kcal/mL Pro：4.0g/100kcal	MA-ラクフィア®1.5 アセプバッグ E：1.5kcal/mL Pro：4.0g/100kcal
			アイソカルサポート®1.5 Bag E：1.5kcal/mL Pro：3.8g/100kcal	
病態用	ペプタメン®インテンス E：1.0kcal/mL Pro：9.2g/100kcal 低エネルギー・ 高たんぱく質	ペプタメン®AF E：1.5kcal/mL Pro：6.4g/100kcal 高たんぱく質・ 低糖質	明治 MEIN® E：1.0kcal/mL Pro：5.0g/100kcal 免疫賦活栄養剤	グルセルナ®-REX E：1.0kcal/mL Pro：4.2g/100kcal 高脂質・低糖質
			明治リーナレン®MP Z パック E：1.6kcal/mL Pro：3.5g/100kcal 透析用、低カリウム、低リン	

【食品】経腸栄養剤（液体）・（半固形）・（粉末）

製品名	栄養量	味	アレルギー表示	製品特徴
明治 MEIN® 200mL/ 本	エネルギー 100kcal たんぱく質 5.0g 脂質 2.8g （100mL あたり）	フルーツ フレーバー	乳 大豆	炭水化物 55%、たんぱく質 20%、脂質 25%。ホエイペプチド、MCT によって吸収に配慮されている。乳酸菌体成分配合による腸内環境の改善などが期待できる。パラチノース®によって糖質の吸収速度に配慮している。

図1 当院「EN-MAP」の一部抜粋

診断：疾患および栄養状態

栄養状態は良好でしたが、術前に通常時体重より 3.4％の体重減少があるため、手術による侵襲を考慮すると、術後に低栄養に陥るリスクが高いと判断しました。

初期治療計画（栄養ケアプラン）

空腸瘻を造設し、空腸瘻から経腸栄養管理をします。経腸栄養ポンプを使用して、術後 1 日目に白湯 20mL/ 時、2 日目にペプタメン®スタンダード 20mL/ 時、3 日目に 30mL/ 時、4 日目に 40mL/ 時、5 日目に 50mL/ 時で 24 時間持続投与を行います[1]。

管理栄養士は術後の循環動態・呼吸状態・腸管機能を評価し、医師と相談して経腸栄養のオーダーを代行入力します。当院では吸収に配慮して消化態栄養剤で経腸栄養を開始します。50mL/ 時の持続投与で消

化器症状などに問題がなければ、半消化態栄養剤への変更を検討しています。術後7日目を目安に経口摂取を開始して、経口移行をめざしていきます。空腸瘻チューブの抜去は外来で行われる場合が多いため、退院前の食事摂取量にあわせて、経管栄養は200〜600kcal/日の投与を継続して退院となります。術後7日目までに1,600kcal/日（現体重×25kcal）、術後8日以降に1,900kcal/日（現体重×30kcal）の充足を目標としました。

● 入院経過

第1病日

入院時栄養食事指導にて、問診・身体計測・質問紙によるQOL評価を実施しました。

第3病日

腹腔鏡・胸腔鏡下下部食道切除術縦隔内食道胃管吻合（Ivor-Lewis）、空腸瘻造設を施行し、ICUに入室しました。

第4病日

循環動態や呼吸状態に問題なく、10時から白湯の投与を開始する予定でしたが、腸瘻からの排液がみられなかったため白湯の開始を待機しました。その後、排液がみられて、15時より20mL/時で白湯の持続投与を開始しました。

第5病日

安定した状態が継続しており、腹部X線画像に異常もみられないため、ペプタメン®スタンダード20mL/時の持続投与に変更しました。

第6病日・第7病日

30mL/時、40mL/時の持続投与へと増量し、一般病棟へ移りました。

第8病日

50mL/時の持続投与に増量しました。

第10病日

流動食の6回食（900kcal/日）を言語聴覚士介入のもとで開始しました。経腸栄養は明治メイバランス®1.0Zパックを60mL/時の持続投与に増量しました。食欲の低下はみられますが、改訂水飲みテストで評価4点と、摂食嚥下機能に問題はありませんでした。

第12病日

全粥食の6回食（1,500kcal/日）に食上げしました。

第13病日

経腸栄養を30mL/時の持続投与に変更しました。

第14病日

発熱と胸水貯留により呼吸苦が発現し、PIPC/TAZ（ピペラシリン・タゾバクタム）を開始しました。絶食となり、経腸栄養は60mL/時の持続投与へ変更しました。

第18病日

頻回の水様便がみられたため、40mL/時の持続投与に減量しました。CDトキシンは陰性でした。

● 再プランニング

第21病日

経腸栄養剤の速度調整で下痢の改善が乏しいため、経腸栄養剤の変更とPPNの投

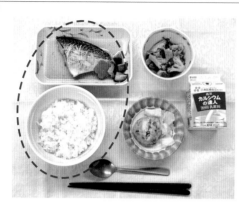
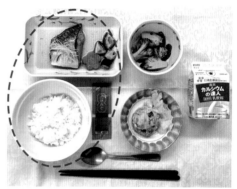

常食　　　　　　　　　　　　　パワー食

「パワー食」は、食欲不振患者向けにつくった当院オリジナルの食種である。常食の主食と主菜を 2/3 量へ減らし、主食に MCT オイル、副食に MCT オイルやオリーブ油、プロテインパウダーをプラスし、少量で 1,950kcal/ 日、たんぱく質 75g/ 日を摂取することができる。

図2 常食と「パワー食」の違い

与内容の変更を提案しました。経腸栄養剤は消化吸収への配慮、腸内環境の改善、たんぱく質の強化を目的に明治 MEIN® への変更を提案し、PPN はソルデム® 3AG 輸液 1,500mL からビーフリード® 輸液 1,500mL への変更を提案して、了承を得ました。

第 25 病日

水様便は 1 日 1 回まで改善しました。

第 29 病日

経口摂取を再開しました。言語聴覚士が介入し、改訂水飲みテストで評価 4 点と、摂食嚥下機能に問題はありませんでした。

第 31 病日

経腸栄養は 20mL/ 時の持続投与に減量しました。

第 33 病日

間食の摂取ができていないため、聞きと

りを行いました。すると食事間隔が短く、空腹感がないのに食事が何度も配膳されることに苦痛を感じているとの訴えがありました。そのため 6 回食を中止し、少量で高エネルギー・高たんぱく質が摂取できる当院独自の食種である「パワー食 (図2)」への変更を医師に提案し、了承を得ました。

第 37 病日

退院に向けて、経腸栄養剤は医薬品のラコール® NF 配合経腸用液へ切り替えました。

● 症例の結果

第 41 病日にパワー食を 8 割程度摂取し (1,500kcal/ 日)、ラコール® NF 配合経腸用液 2 パウチ (400kcal/ 日) で退院となりました。退院時に栄養食事指導を行ったところ、体重 57.6kg (BMI 20.7kg/m²)、最大握

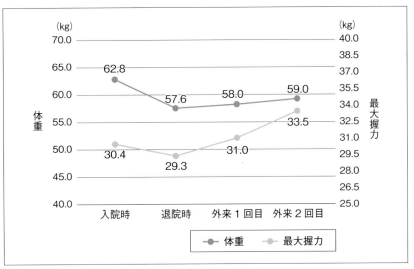

図3 体重と握力の経時的変化

力29.3kgでした。パワー食に使用している MCTオイルと明治メイプロテイン®の継続を促しました。今後は、外来栄養食事指導で栄養サポートを行います。

退院2週間後の外来栄養食事指導では、体重58.0kg、握力31.0kgと増加傾向であり、MCTオイルの継続を確認しました。退院2ヵ月後の外来栄養食事指導では、体重59.0kg、最大握力33.5kgと増加傾向（図3）で、QOLの改善もみられました。食事摂取量の増加を確認できたため、医師に報告して経腸栄養が中止となりました。現在も術後1年以上の継続を目標に介入し、体重・筋力の回復とQOLの向上をサポートしています。

食道がんにおける経腸栄養剤選択のポイント

①術前に栄養管理の必要性と目標について理解してもらう。

②術後早期に栄養評価をして、適切に経腸栄養を開始する。

③消化器症状や腹部画像所見などをモニタリングする。

④頻回の下痢症状を認めた場合、原因をアセスメントする。

⑤たんぱく質源の種類に配慮する。

⑥腸内環境はくずれていると想定する。

⑦経腸栄養にこだわらず、静脈栄養を併用する[2]。

⑧食事量が増加できない場合は、栄養の密度を上げる。

⑨食事摂取量を評価し、必要栄養量の充足

度を医師と患者と情報共有する。

⑩体重、筋力、QOL の変化を評価する。

引用・参考文献

1) 丸山道生. "経腸栄養法：投与方法". 日本臨床栄養代謝学会 JSPEN テキストブック. 日本臨床栄養代謝学会編. 東京，南江堂，2021，218-24.

2) 寺田師. "実際の攻めの投与方法例（末梢静脈栄養法と中心静脈栄養法）". 「攻めの栄養療法」実践マニュアル：うまくいく栄養改善と生活機能改善. 若林秀隆ほか編. 東京，中外医学社，2019，178-84.

ドクターに任される管理栄養士になるために

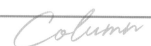

見える・魅せる・効ける栄養管理

　医療現場で認識されている管理栄養士像は、まだまだ病院や個人によって大きく異なると思います。自分が理想とする管理栄養士像（ドクターに任される管理栄養士！など）を理解してもらい、認めてもらうには、①何をみて、どのように考えて栄養管理をし、提案しているのかが見えること、②さまざまな手段で栄養介入していることを魅せること、③治療目標に対して栄養管理が効けることが必要です。しっかりカルテに記載し、カンファレンスで発言しましょう。

6 膵臓がん

社会医療法人近森会近森病院臨床栄養部管理栄養士　**田部大樹**（たべ・だいき）

施設紹介

　当院は、許可病床数512床（うち急性期一般病床452床）の急性期病院です。当院が位置する高知県は高齢化率が全国2位と高く[1]、入院患者の高齢化も同様で、75歳以上の患者の割合が54.2%と多くを占めています。

施設で採用している経腸栄養剤のラインナップ・選択手順

　当院採用の経腸栄養剤一覧は 表1 のとおりです。

　当院で経腸栄養剤の選択を行う際に評価する項目と栄養剤の一例を 図1 [2～4] に示します。管理栄養士がこの項目を評価し、経腸栄養剤を選択して提案を行います。

症例紹介

● 患者紹介

患者：80歳代、男性。
主訴：体重減少、尿の黄染、黄疸。
主病名：膵頭部がん（cStage I B）。
既往歴：2型糖尿病、高血圧症。

● 現病歴

　上記の主訴で当院受診。精査の結果、膵頭部がんと診断され、2ヵ月前より術前化学療法を2クール施行した後、膵頭十二指腸切除術（PD）の施行目的でX－1病日に入院した。

● 介入時身体所見・血液検査所見

身体所見：身長171.0cm、体重59.0kg、BMI 20.2kg/m^2、平常時体重67.0kg、術前化学療法開始時体重64.0kg、体重減少率－7.8%（6ヵ月以内）、骨格筋指数（SMI）6.7kg/m^2（生体インピーダンス法にて測定）。

表1 当院で採用している経腸栄養剤のラインナップ

	成分栄養剤	消化態栄養剤	半消化態栄養剤	そのほか
食品	－	ペプタメン®インテンス ペプタメン®AF ペプタメン®スタンダード ペプチーノ® プロトダイエット	アイソカル®2K アイソカルサポート® 明治メイバランス®HP 1.0 明治メイバランス®HP 1.5 グルセルナ®-REX レナウェル®A テルミール®2.0 α	グルタミンCO Gfine ビフィズス菌末 BB 536 EPA 1100
薬価	エレンタール® 配合内用剤	－	エンシュア・リキッド® エンシュア®・H アミノレバン®EN 配合散 ラコール®NF 配合経腸用液 ラコール®NF 配合経腸用液 半固形剤	－

血液検査所見：CRP 1.02mg/dL、Hb 11.1g/dL、TLC 1,500/μL、T-Bil 2.1mg/dL、Alb 3.2g/dL、HbA1c 7.1%。

そのほか（運動機能）：握力（利き手）22.1kg、歩行速度 0.8m/秒。

栄養スクリーニングを含めた総合的アセスメント

膵がん周術期では、低栄養は術後の合併症や生存率などの予後に影響を与えるため、術前の栄養評価や体組成の評価を行うことが推奨されています[5]。本症例で用いた栄養スクリーニングの項目と問診の概要は 図2 のとおりです。いずれの栄養スクリーニングにおいても、先行研究での栄養状態不良と同様の値であり[6〜8]、体重減少や低BMIもあったことから、栄養障害のリスクは高いと評価しました[9]。さらに、本症例はサルコペニアに該当しており、膵がんにおいてサルコペニアは術後合併症の発

症に関連することから、さらなるリスクを有すると判断しました[10]。加えて、食事摂取状況に関する問診では、術前化学療法の開始時から副作用により必要栄養量の40%程度まで摂取量が低下していました。

ESPEN のガイドライン[9]では、必要栄養量に対して50%未満の摂取が1週間以上続く場合は、栄養障害のリスクが高いとされています。これらを踏まえ、総合的に重度の栄養障害と評価しました。

診断：疾患および栄養状態

予定術式：膵がんに対して亜全胃温存膵頭十二指腸切除術（SSPPD）の施行を予定。

栄養状態：上記のとおり「重度」の栄養障害と判断。

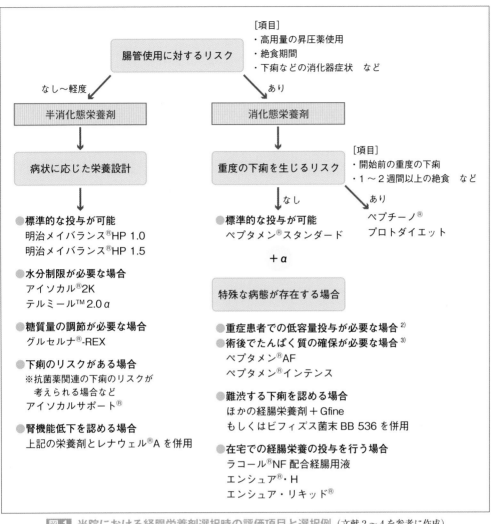

図1 当院における経腸栄養剤選択時の評価項目と選択例 （文献2〜4を参考に作成）

初期治療計画（栄養ケアプラン）

空腸瘻を用いた経腸栄養からの経口摂取への移行

　膵がん周術期の栄養療法は、術後の経腸栄養が合併症の発症を減少しうる可能性が示されています。しかし一方で、栄養状態の改善に関するエビデンスが少ないこと、チューブ留置に伴う不快感、経腸栄養剤の投与による消化器症状への懸念から、経腸栄養による栄養療法を行わないことが、『膵癌診療ガイドライン2019年版』で推奨されました[11]。

　ただし、当院ではPDを受ける患者の多くが高齢であり、術前の背景にサルコペニ

栄養スクリーニング	［血液生化学検査によるスクリーニング］

栄養スクリーニング

［血液生化学検査によるスクリーニング］
- グラスゴー予後スコア（GPS）[6]
  CRP＜1.0mg/dL かつ Alb＞3.5g/dL：0
  CRP＞1.0mg/dL または Alb＜3.5g/dL：1
  CRP＞1.0mg/dL かつ Alb＜3.5g/dL：2　　≒2
- 予後推定栄養指数（PNI）[7, 8]
  Alb×10 ＋ TLC × 0.005　　　　　　　≒39.5

［身体所見によるスクリーニング[9, 10]］
- BMI（＜18.5kg/m^2）：17.7kg/m^2　● サルコペニアの有無：あり
- 6ヵ月以内の体重減少（＞10〜15％）：16.1％

食事摂取状況に関する問診
- 化学療法の副作用により1ヵ月前から摂取量が低下
  →必要栄養量に対して40％程度の摂取

図2 本症例における栄養スクリーニングと問診の概要（文献6〜10を参考に作成）

アや低栄養を有する症例を多く経験します。加えて、術後の食事摂取量が確保できず体重減少が大きくなる症例を経験することも多いです。しかし、PD術後の体重減少は生存期間に影響を与えるという報告があり[12]、積極的な栄養管理が必要です。そのうえで、術後の経腸栄養は在院日数や感染性合併症を抑制するという報告[13]があげられていることから、経腸栄養によるメリットは大きいと考えています。

そのため、当院では空腸瘻を用いた術後の経腸栄養を行うことで、早期から積極的に栄養管理ができるよう工夫を行っています。本症例も、空腸瘻を用いて経腸栄養を行いながら経口摂取への移行をめざす栄養ケアプランを作成しました。設定栄養量は以下のとおりです。

設定エネルギー量：25〜30kcal/kg理想体重 ＝ 1,608〜1,930kcal/日。

設定たんぱく質量：1.0〜1.5g/kg理想体重 ＝ 64〜96g/日。

経腸栄養剤の選択

設定栄養量はESPENのガイドラインを参照[14]して算出し、使用する経腸栄養剤は以下の3点を鑑みて選択しました。

まず、PD術後は40％程度の膵内分泌機能の低下を有することが報告されており[15]、血糖値の変動への配慮が必要となります。加えて本症例ではHbA1cが7.1％と高く、糖質量に配慮した栄養剤が適切と思われます。

次に、ESPENのガイドラインでは可能な限り1.5g/kg/日のたんぱく質を投与することが推奨されています[14]。しかし、通常の栄養剤では目標量の投与に到達することがむずかしい場合も多く、たんぱく質を多く含む栄養剤を優先することとしました。

加えて、膵切除後は経腸栄養剤の投与による膵外分泌への影響が懸念されます。しかし、経腸栄養チューブが空腸内に留置されている場合、消化態栄養剤の投与では膵外分泌を刺激しないことが報告されています[16]。

以上から、本症例では糖質量が少なく高たんぱく質を含有する消化態栄養剤であるペプタメン®インテンスを選択しました。

● 入院経過

乳び腹水と膵液漏の診断

手術は予定どおり終了しました。術後1日目の腹部X線写真で腸管麻痺の所見がなかったため、空腸瘻から24時間持続投与にてペプタメン®インテンス600mLの投与を開始しました。

術後3日目にドレーン排液中のAMYとCRPの上昇を認め、膵液漏と診断されました。ただし、そのほかの所見に乏しかったため、主治医と相談して経腸栄養は継続することとしました。その後は、腹部症状やドレーン排液性状の変化などの膵液漏に伴う症状はなく、術後4日目に800mLへ増量できました。

しかし、術後5日目にドレーンの排液性状が白色へ変化したため、排液中のTGを検査したところ491mg/dLと高く、乳び腹水と診断されました。ここで再度主治医と相談し、まずは合併症への対策を優先することとして、経腸栄養剤をペプタメン®インテンス800mLからペプチーノ®800mLへ変更しました。変更後すぐに排液性状は

漿液性となり、術後5日目以降も変化せず経過したため、投与量を1,000mLへ増量しました。

胃内容排出遅延（DGE）の診断

一方、経鼻胃管の排液量が術後1日目から断続的に500mL以上と多く、胃内容排出遅延（DGE）も発症していると判断されました。DGEを発症した場合、経口摂取までの期間が長期となりやすいため、投与量の増量を主治医に提案しました。膵液漏は経過観察が可能であり、乳び腹水も栄養剤の変更で改善していたことから、術後6日目より増量を開始して、術後9日目に1,600mLまで増量しました。

しかし乳び腹水に対して、栄養剤の脂質制限を継続する必要があったため、術後6日目から脂肪乳剤を併用しています。その後の排液量は、術後12日目から減少しはじめました。術後15日目の朝に胃透視検査を実施したところ、造影剤の通過に問題はなかったため、昼食より流動食を開始することができました。

● 再プランニング

本症例では、膵液漏、乳び腹水、DGEの3つの合併症を発症しました。

膵液漏

膵液漏に対しては、前述のとおり、空腸留置の場合は消化態栄養剤の投与が可能です。しかし、膵液漏による炎症で腸管麻痺が生じる可能性もあり、経腸栄養剤の増量には膵液漏の程度を把握することが重要です。本症例では、ドレーンチューブの留置

で経過観察ができており、腸管麻痺や腹腔内出血を認めなかったため、経腸栄養剤を増量することができました。しかし、腹腔内出血や敗血症を併発する重度の膵液漏であれば、腸管安静が必要です。

乳び腹水

乳び腹水は脂質制限食による保存的治療が有効であり、PD後でも同様の報告がされています[17]。本症例でも栄養剤の脂質量を調節したことで改善しています。しかし、この際は無脂質の栄養剤を長期間投与する場合があり、エネルギー効率の低下や必須脂肪酸欠乏のリスクがあるため、脂肪乳剤の併用を検討すべきです。

胃内容排出遅延（DGE）

DGEは、発生頻度が27.7%と経験することの多い合併症です[18]。DGEが生じた際は、経口摂取開始までの期間が長期になりやすく、経腸栄養での管理が必要です。

DGEは経鼻胃管の留置期間や経口摂取再開までの期間によって重症度が分類されますが、本症例では術後14日目まで経鼻胃管の抜去が困難であり、重度のDGEでした[19]。この留置期間などは栄養療法に大きく影響を与えるため、排液量を把握して留置期間を予想することがポイントとなります。本症例では、連日経鼻胃管の排液量が500mL以上と多かったことから、DGEによる影響が長期化すると判断し、主治医に経腸栄養剤の増量を提案しました。

● 症例の結果

本症例は、経口摂取開始後の消化器症状

はなく食形態の変更が可能であったため、術後20日目に普通食へ変更となりました。経腸栄養は、術後17日目に五分粥食となった時点で800mLへ減量し、術後19日目に経腸栄養を終了しました。膵液漏による腹腔内の膿瘍形成を認めましたが、徐々に軽快し術後37日目に自宅退院となりました。

栄養管理の結果として、体重は術後14日目に−3.8kg（−6.4%）まで減少していましたが、退院の際は−2.1kg（−3.6%）まで減少率が抑えられており、SMIも6.5kg/m^{2}と大きな低下を生じることなく退院となりました。

膵臓がんにおける経腸栄養剤選択のポイント

ここまでの経腸栄養剤選択のポイントは以下のとおりです。

①栄養障害の程度や手術侵襲に応じた栄養量が投与できる経腸栄養剤を選択する。

②膵切除後特有の機能変化にあわせた経腸栄養剤を選択する。

③経口摂取の開始時期にあわせて経腸栄養剤の投与量を決定する。

④経口摂取の開始後は、経口摂取を優先して経腸栄養剤の減量を行う。

⑤術後合併症の特徴を把握し、経腸栄養剤の調節が必要な場合は速やかに対応する。

⑥膵液漏の発症時は、重症度にあわせて経腸栄養剤を変更する。

⑦乳び腹水の発症時は、脂質量の少ない

（もしくは含まない）経腸栄養剤へ変更する。

⑧DGE の発症時は、経腸栄養での管理を優先して投与量を増やす。

　手術侵襲と術式への理解が経腸栄養剤の選択に必要です。また、臨機応変に栄養剤を変更して合併症にも対応することが重要です。

引用・参考文献

1）総務省統計局. 人口推計（2019 年［令和元年］10 月 1 日現在）：全国：年齢（各歳）, 男女別人口・都道府県：年齢（5 歳階級）, 男女別人口.（https://www.stat.go.jp/data/jinsui/2019np/index.html, 2023 年 7 月閲覧）.

2）日本集中治療医学会重症患者の栄養管理ガイドライン作成委員会. 日本版重症患者の栄養療法ガイドライン. 日本集中治療医学会雑誌. 23（2）, 2016, 185-281.

3）Compeher, C. et al. Guidelines for the provision of nutrition support therapy in the adult critically ill patient : The American Society for Parenteral and Enteral Nutrition（ASPEN）. JPEN. J. Parenter. Enteral Nutr. 46（1）, 2022, 12-41.

4）日本静脈経腸栄養学会編. 静脈経腸栄養ガイドライン. 第 3 版. 東京, 照林社, 2013, 488p.

5）日本膵臓学会膵癌診療ガイドライン改訂委員会編.
膵癌診療ガイドライン 2022 年版 第 6 版. 東京, 金原出版, 2022, 400p.

6）Hiramatsu, Y. et al. Significance of the Glasgow prognostic score for short-term surgical outcomes : A nationwide survey using the Japanese National Clinical Database. Ann. Gastroenterol. Surg. 5（5）, 2021, 659-68.

7）Rungsakulkij, N. et al. Correlation of serum albumin and prognostic nutritional index with outcomes following pancreaticoduduenectomy. World J. Clin. Cases. 7（1）, 2019, 28-38.

8）Ikeguchi, M. et al. Clinical importance of preoperative and postoperative prognostic nutritional index in patients with pancreatic ductal adenocarcinoma. Ann. Hepatobiliary Pancreat. Surg. 23（4）, 2019, 372-6.

9）Weimann, A. et al. ESPEN practical guideline : Clinical nutrition in surgery. Clin. Nutr. 40（7）, 2021, 4745-61.

10）Mintziras, I. et al. Sarcopenia and sarcopenic obesity are significantly associated with poorer overall survival in patients with pancreatic cancer : Systematic review and meta-analysis. Int. J. Surg. 59, 2018, 19-26.

11）日本膵臓学会膵癌診療ガイドライン改訂委員会編.
膵癌診療ガイドライン 2019 年版. 東京, 金原出版, 2019, 309p.

12）Hashimoto, D. et al. Impact of Postoperative Weight Loss on Survival After Resection for Pancreatic Cancer. JPEN. J. Parenter. Enteral Nutr. 39（5）, 2015, 598-603.

13）Tanaka, M. et al. Meta-analysis of effect of routine enteral nutrition on postoperative outcomes after

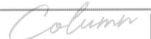

ドクターに任される管理栄養士になるために　Column

「栄養」の視点で「患者」をみる！

　周術期では栄養管理が治療成績や予後に大きく影響を与えるため、栄養管理の役割は非常に重要です。そのなかで、ドクターに任されるためには、管理栄養士が細やかに栄養状態を評価し、術式の特徴にあわせた栄養管理を提案することが必要です。その実践には「栄養」の視点で「術式」と「患者の体」をよく観察するという考えが大切だと考えています。この考えが、読者のみなさんにとって日々の業務におけるヒントになれば幸いです。

pancreatoduodenectomy. Br. J. Surg. 106（9），2019, 1138-46.

14）Muscaritoli, M. et al. ESPEN practical guideline : Clinical Nutrition in cancer. Clin. Nutr. 40（5），2021, 2898-913.

15）村上義昭ほか．膵切除術における機能温存の考え方．膵臓．32（4），2017, 706-13.

16）Hegazi, R. et al. Early jejunal feeding initiation and clinical outcomes in patients with severe acute pancreatitis. JPEN. J. Parenter. Enteral Nutr. 35（1），2011, 91-6.

17）末廣剛敏ほか．低脂肪食にて治癒した進行膵癌に対する膵頭十二指腸切除術後乳び腹水の1例．臨牀と研究．87（5），2010, 715-8.

18）Panwar, R. et al. The International Study Group of Pancreatic Surgery definition of delayed gastric emptying and the effects of various surgical modifications on the occurrence of delayed gastric emptying after pancreatoduodenectomy. Hepatobiliary Pancreat. Dis. Int. 16（4），2017, 353-63.

19）Wente, R. et al. Delayed gastric emptying（DGE）after pancreatic surgery : a suggested definition by the International Study Group of Pancreatic Surgery（ISGPS）. Surgery. 142（5），2007, 761-8.

7 短腸症候群

JA 広島総合病院栄養科管理栄養士　**八幡謙吾**（やはた・けんご）

施設紹介

　当院は、広島西二次保健医療圏唯一の二次救急医療指定病院です。2011（平成23）年の地域救命救急センター開設以降は、二次救急医療に加えて、心肺停止、重症脳血管障害、急性心筋梗塞および心不全・多発外傷などを中心に、三次救急患者への高度医療の提供も行っています。病床数は531床で、2020（令和2）年度の外来延べ患者数は約23万2,000人、入院延べ患者数は約14万4,000人、手術件数は約5,100件となっています。栄養部門は管理栄養士12名が在籍し、献立作成業務、外来栄養食事指導を行いながら、各病棟に担当者を配置して入院患者の栄養管理を行っています。

施設で採用している経腸栄養剤のラインナップ・選択手順

　当院で採用している栄養剤を 表1 に示します。

　経腸栄養開始時は、1kcal/mL の半消化態栄養剤であるクリミール®PRONA から開始することが一般的ですが、絶食期間が7日以上の場合は、消化態栄養剤のペプチーノ®の低速投与（50mL/ 時）からの開始を推奨しています。

　重症患者ではペプタメン®AF を第一選択としますが、腎機能や消化吸収能などを考慮し、患者個々の病態に応じて選択します。

短腸症候群とは

○ 病態

　短腸症候群とは、何らかの原因で残存小腸が200cm未満となり、通常の栄養管理では水分、電解質を含む各栄養素の吸収が不十分となり必要量が満たされない状態をいいます。短腸症候群となる原因は成人と小児で異なっており、集中治療室（ICU）に入室した成人患者では多いものから非閉塞性腸間膜虚血を含む腸間膜虚血、クローン病、放射線性腸炎などがあります[1]。

　短腸症候群がたどる病期は、第Ⅰ期（術

Nutrition Care 2023 秋季増刊　85

表1 当院で採用している経腸栄養剤

区分	分類	製品名
医薬品	半消化態	エネーボ®配合経腸用液
		エンシュア®・H
		ラコール®NF 配合経腸用液
	半固形	ラコール®NF 配合経腸用半固形剤
	成分栄養剤	エレンタール®配合内用剤
		ヘパン ED®配合内用剤
		エレンタール®P 乳児用配合内用剤
食品	半消化態	クリミール®PRONA（200kcal/200mL、300kcal/300mL、400kcal/400mL）
		アイソカル®Bag 2K（500kcal/250mL）
		明治リーナレン®MP（200kcal/125mL）
		明治リーナレン®LP（200kcal/125mL）
		明治 MEIN®（200kcal/200mL）
	消化態	ペプタメン®AF（300kcal/200mL）
		ペプチーノ®（200kcal/200mL）
		エプリッチドリンクすいすい（160kcal/125mL）
	半固形	ラクフィール®（300kcal/200g、400kcal/267g）
	そのほか	SOY プロテインパウダー
		サンファイバー®

直後期：術後2〜7日間の腸管麻痺期と、術後3〜4週間の腸蠕動亢進期）、第Ⅱ期（回復適応期：術後数〜12ヵ月）、第Ⅲ期（安定期：第Ⅱ期以降数年）に分類され、各病期に対応した栄養管理が求められます[2]。第Ⅰ期の腸管麻痺期では経腸栄養を開始しても下痢をしないことがありますが、栄養素の吸収はあまり期待できません。腸蠕動亢進期では頻回の水様便を認め、水分や電解質を含むあらゆる栄養素の欠乏に注意が必要です。この時期は経腸栄養が水様便を増悪させる可能性が高いた

め、静脈栄養を中心とした栄養管理を行います。しかし、長期の絶食は腸管順応（残存小腸の機能順応）を遅らせるため、下痢が増悪しない範囲で経腸栄養を慎重に投与します。

● 栄養管理における注意事項

腸管順応を促進する栄養素としては、グルタミンや水溶性食物繊維、脂質などがあります。脂質については、吸収面では中鎖脂肪酸のほうが優れていますが、腸管順応を促す効果は長鎖脂肪酸のほうが大きいと

いう報告があります[3]。また、近年日本でも承認されたヒトグルカゴン様ペプチド-2（GLP-2）アナログ製剤は、小腸粘膜の細胞増殖を促すことで栄養素や水分の吸収能力を改善する作用があります。

水様便が頻回となる第Ⅰ～Ⅱ期の排便管理としては、止瀉薬などを使用して消化管の通過時間を延長させたり、胃酸分泌抑制薬を投与して水分や電解質の喪失を減少させることも有用です。

切除部位・範囲によっては特定の栄養素の欠乏が起こりやすくなります。たとえば回腸末端から100cm程度を切除した場合には、ビタミンB_{12}のような、おもに回腸末端で吸収される栄養素が欠乏したり、胆汁酸の再吸収が減少して胆汁酸分泌低下により脂質吸収が低下したりします。胆汁酸とともに腸肝循環することが知られている亜鉛も欠乏しやすくなります。

大腸が広範囲に切除された場合には、水分の吸収が低下したり、本来発酵により得られる短鎖脂肪酸の吸収が減少するため、相対的に栄養不足に陥りやすくなります。大腸が残存している場合はシュウ酸結石のリスクがあるため、予防のためにシュウ酸・脂質制限やカルシウム補給が有用とされています[4]。

そのほかにも、ここでは書ききれない多くの栄養学的な注意点はたくさんあります。そのつど確認してください。

症例紹介

◯ 患者紹介

患者：80歳代、女性。独居。日常生活動作（ADL）自立。

主訴：意識レベル低下、心停止。

既往歴・併存疾患など：高血圧症、脂質異常症、過活動膀胱、狭心症の疑い。冠動脈コンピュータ断層撮影（CT）で冠動脈本幹に狭窄なく経過観察中。

◯ 現病歴 （入院～広範囲小腸切除まで）

夕方に自宅で倒れているところを友人に発見され救急要請。搬送中に心停止となり、当院到着後に心拍再開、気管挿管しICU入室。CTでは左肺炎、左尿管結石、左腎盂腎炎の疑い。心停止の原因として急性心筋梗塞を疑い、緊急でカテーテル検査を実施。感染契機のたこつぼ型心筋症の疑い。大動脈内バルーンパンピング（IABP）を挿入しICUへ帰室。

【第3病日】

徐々に循環動態は安定し、8時（ICU入室後34時間）よりペプタメン®AF（200mL）を20mL/時で開始し、問題なく投与終了。19時に胃内残留量が0mLであることを確認後に2本目のペプタメン®AF（200mL）を20mL/時で開始したところ、数分後に胆汁様の吐物を200mL程度嘔吐し経腸栄養を中止した。

造影 CT が施行され、イレウスを示唆する所見は乏しく小腸虚血・壊死の疑い。全身状態が悪いため、手術はせず経過観察の方針となる。経腸栄養開始のめどが立たないため、少量から中心静脈栄養（TPN）を開始した。

第 8 病日

造影 CT を再検査し、小腸虚血・壊死を疑う領域に変化なく、出血性壊死を疑う所見と腹水増量を認めた。家族の希望により、非閉塞性腸管虚血に対して手術が施行され、壊死小腸が切除された。残存小腸はトライツ靱帯から肛門側約 50cm と、回盲弁から口側約 50cm の合計約 100cm となった。

● 介入時身体所見・血液検査所見

入院時の身体計測：身長 155.0cm、理想体重 52.9kg、体重 50.0kg（家族への問診より）。

入院時から小腸切除当日までの血液生化学検査は 表2 を参照。

● 栄養スクリーニングを含めた総合的アセスメント・診断

MNA®-SF は 10 点で、低栄養のおそれがありました。

客観的栄養評価は、身体所見が BMI 20.8kg/m^2、%IBW 94.6 でした。また、血液生化学検査による栄養指標は TP 6.3g/dL、Alb 3.6g/dL、ChE 290U/L でした。総合的な栄養評価は栄養状態良好としました

た。

NICE ガイドラインの基準によるリフィーディング症候群のリスク判定では、該当項目がなく、低リスクと判断しました。

診断は、非閉塞性腸管虚血（NOMI）、広範囲小腸切除による短腸症候群です。残存小腸は約 100cm（トライツ靱帯から 50cm ＋回盲弁から口側に 50cm）で、回盲部と大腸は残存しています。

● 広範囲小腸切除後の栄養管理計画

各栄養素の目標量（入院 9 日目以降）

エネルギー：現体重× 25 ～ 30kcal = 1,250 ～ 1,500kcal/ 日。

超急性期は脱していると判断し、上記投与量をめざすことにしました。また、BMI が 22kg/m^2 未満のため、術後早期は現体重を用いて計算しました。

たんぱく質：理想体重× 0.8 ～ 1.0g = 42 ～ 53g/ 日。

入院前の腎機能が不明であるため、理想体重× 1.0g/ 日を上限としました。その後、腎機能が改善すれば「理想体重× 1.2g = 63g/ 日」以上へ増量することにしました。

水分量の目安：現体重× 25 ～ 30mL = 1,250 ～ 1,500mL/ 日＋喪失分（下痢など）。

食塩：制限なし。

短腸（症候群）に配慮した栄養管理計画

栄養投与ルートについて、第Ⅰ～Ⅱ期までは経腸栄養（経口または経管栄養）では十分な栄養摂取が見込めないと判断しました。術前からすでに静脈栄養を開始してい

表2 入院時から小腸切除当日までの血液生化学検査

項目（単位）	第1病日（入院時）22時	第2病日 6時	第4病日 6時	第7病日 6時	第8病日（手術日）6時
WBC（/μL）	26,000	18,100	15,400	20,100	18,000
RBC（万/μL）	432	376	376	321	311
Hb（g/dL）	13.4	11.7	11.9	9.8	9.5
Ht（%）	41.3	35.4	35.7	30.1	29.1
MCV（fL）	95.6	94.1	95.1	93.8	93.6
PLT（万/μL）	22.2	17.5	5.8	6.8	11.1
好中球数（/μL）	22,450	16,550	14,010	17,990	15,820
リンパ球（/μL）	2,410	830	730	1,000	940
TP（g/dL）	6.3	5.5	4.5	3.8	3.9
Alb（g/dL）	3.6	3.3	2.4	1.7	1.6
TTR（mg/dL）	—	—	—	—	7.6
BUN（mg/dL）	25	27	35	60	57
Cre（mg/dL）	1.14	1.02	1.41	1.26	0.97
AST（U/L）	577	1,019	1,674	161	104
ALT（U/L）	137	315	974	255	197
ChE（U/L）	290	220	165	84	86
ALP（U/L）	200	171	298	311	370
CK（U/L）	24,987	24,488	5,587	459	206
T-Bil（mg/dL）	1.1	1.0	1.4	0.8	1.2
D-Bil（mg/dL）	0.1	0.2	0.5	0.3	0.6
Na（mEq/L）	143	141	135	138	140
K（mEq/L）	4.5	4.5	4.7	4.0	4.3
Cl（mEq/L）	103	106	105	107	108
Ca（mg/dL）	—	8.0	8.4	7.7	7.5
P（mg/dL）	—	7.2	2.2	3.0	3.0
Mg（mg/dL）	—	3.7	—	2.9	—
CRP（mg/dL）	5.361	9.847	29.616	12.113	8.979
Glu（mg/dL）	16	62	146	177	154
HbA1c（%）	5.8	—	—	—	—
eGFR（mL/分/1.73m^2）	34.6	39.1	27.4	31.0	41.3

たため、術後もひき続き静脈栄養を主体とした栄養管理を実施することにしました。

経腸栄養は、第Ⅰ期の腸管麻痺期は控え、術後の腸蠕動や排便状況を確認しながら消化態栄養剤を少量・低速より開始し、排便回数や便の性状などが増悪しない範囲で慎重に投与することにしました。

空腸は50cmで回盲部も保たれているため、ビタミンB_{12}や胆汁酸の再吸収は、ある程度保たれていると予想しました。

○ 小腸切除後の経過

入院から退院までの栄養経路別のエネルギー摂取量、排便回数とブリストル・スケール、使用した薬剤など、たんぱく質・アミノ酸摂取量、血液生化学検査による栄養指標をグラフにまとめました（**図1～4**）。

〔第9病日〕

TPNを開始しました。

〔第11病日〕

人工呼吸器を離脱し、抜管しましたが、痰が多く喀出困難で再挿管となりました。

〔第16病日〕

胃管からの排液が減少したため、ペプチーノ®100mL/日（15mL/時）から経腸栄養を開始しました。12日間の絶食と短腸による脂質吸収低下を懸念して、無脂肪の消化態栄養剤から開始しています。

〔第18病日〕

気管切開術を施行しました。腎機能は、eGFR 60mL/分/1.73m^{2}以上に改善していたため、TPNのアミノ酸投与量を増量しました。

〔第20病日〕

経腸栄養開始後も排便を認めなかったため、栄養剤をペプタメン®AF 200mL×2/日（30mL/時）に変更しました。同日午後より、頻回の水様便が出はじめました。

〔第25病日〕

下痢は改善せず、栄養剤をペプチーノ®200mL×2/日（30mL/時）に変更しました。

〔第30病日〕

下痢が続くために経腸栄養が増量できず、静脈栄養を増量しました。

〔第43病日〕

止瀉薬などを調整して排便が落ち着いたため、経腸栄養を半消化態栄養剤に変更しました。

〔第53病日〕

人工呼吸器を離脱しました。

〔第59病日〕

スピーチカニューレに変更し、嚥下間接訓練を開始しました。

〔第66病日〕

嚥下内視鏡（VE）検査を実施しました。水分はとろみが必要で、ゼリー、ヨーグルト、カステラはいずれも喉頭侵入や誤嚥を起こしませんでした。

〔第67病日〕

吸収能を考慮しながら言語聴覚士（ST）と相談し、ゼリーやくだものピューレなどから経口摂取を開始しました。

〔第71病日〕

誤嚥の兆候はありませんが、発熱と炎症

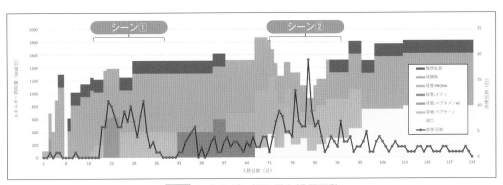

図1 エネルギー摂取量と排便回数

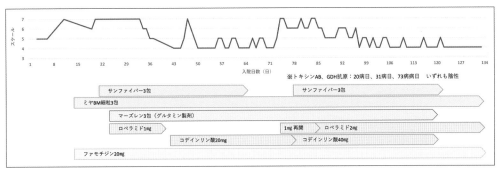

図2 ブリストル・スケールと排便管理に使用した栄養素や薬剤

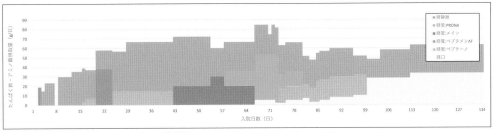

図3 たんぱく質・アミノ酸摂取量

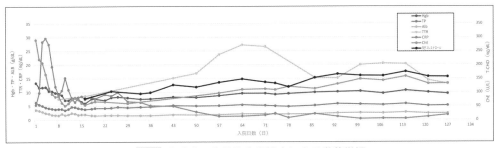

図4 入院中の血液生化学検査による栄養指標

反応の上昇を認め、CV カテーテルを抜去して、TPN を末梢静脈栄養（PPN）へ変更しました。また、尿路感染症の疑いで、抗菌薬を開始しました。

第 74 病日

水様便を頻回に認めるようになりました。そのため、経腸栄養をふたたび消化態栄養剤に変更して抗菌薬の投与を中止しました。

第 78 病日

患者の「食事を食べたい」という要望が強く、主治医より嚥下調整食開始について相談がありました。排便回数が減少傾向であったため、経口摂取を嚥下調整食（「学会分類」コード 2-2 相当）に変更しました。脂質や不溶性食物繊維を制限した内容で、300 〜 400kcal/ 日に調整しました。

第 79 〜 85 病日

1 日に 6 〜 19 回の水様便があったため、止瀉薬を増量しました。

第 96 病日

排便状況から、経腸栄養（経口・経管）のみでは栄養管理は困難と判断し、CV ポートを造設しました。

第 100 病日

経腸栄養を終了し、エレンタール®配合内用剤（とろみつき）を経口より追加しました。

第 104 病日

経口摂取と TPN の合計で、目標栄養量に調整しました。

第 134 病日

療養型病院へ転院となりました。

◎ 再プランニング

以上の経過のなかで、急激に排便回数の増加と便性状の悪化を認めた時期が 2 度ありました（図1 シーン①、②）。そのときの状況と対策を説明します。

シーン①第 16 〜 34 病日ごろ：経腸栄養開始

第 16 病日にペプチーノ®（無脂肪・消化態栄養剤）の少量・低速投与より経腸栄養を開始し、下痢をしていないため第 20 病日よりペプタメン® AF（脂質を含んだ消化態栄養剤）に変更しました。しかし、ほぼ同じタイミングで頻回の水様便を認めました。そこで再度、栄養剤をペプチーノ®に変更しましたが、排便状況に変化はありませんでした。後から振り返ると、第 19 病日の夜間より排便回数が増えており、栄養剤変更とほぼ同じタイミングで腸蠕動亢進期に入ったものと考えられました。また、第 25 病日まで抗菌薬も投与されており、下痢の一因であると考えました。

栄養管理としては、無脂肪の消化態栄養剤を少量のまま継続しながら、グアーガム分解物（サンファイバー®）と酪酸菌製剤（ミヤ BM®）によるシンバイオティクスを行い、L-グルタミン製剤の内服、*Clostridioides difficile* 感染症を除外したのちに止瀉薬の内服を開始しました。第 34 病日ごろより排便回数は減少し、ブリストル・スケールも改善しました。

反省点としては、下痢の改善にかなりの日数を要したため、経腸栄養の投与量をさ

らに減量し、止瀉薬をもう少し積極的に使用すべきだったと考えます。

シーン②第71〜85病日ごろ：抗菌薬の開始と経口摂取の開始

第71病日に、尿路感染症に対して抗菌薬が開始されると水様便を頻回に認めるようになりました。経口摂取も少量開始していることから、経腸栄養をペプチーノ®に変更し、止瀉薬も増量しました。第78病日に患者の強い希望もあり、食事内容をゼリーなどから脂質を制限した嚥下調整食に変更したところ、第79病日よりさらに頻回の下痢を認めました。

抗菌薬投与は第74病日に終了しており、食形態の変更による消化吸収不良を疑いました。腸管の通過速度を緩やかにするため止瀉薬を増量し、経口摂取量も制限することで、徐々に排便回数とブリストル・スケールが改善しました。

● 症例の結果

この症例は、筆者がはじめて入院時から退院まで長期にかかわった短腸症候群の患者です。医師、管理栄養士ともに経験不足もあり、試行錯誤しながら栄養管理を行いました。

経腸栄養や経口摂取の開始といったタイミングで排便回数の増加を認めましたが、主治医と相談しながら使用する栄養剤の変更や投与量の調整、止瀉薬の調整などを行い、術後約3ヵ月後には下痢も落ち着き、安定した状態で後方病院へ転院することが

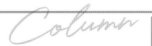

ドクターに任される管理栄養士になるために

栄養のスペシャリストとして、いかに医療のなかに入っていけるか

私は急性期病院で勤務する管理栄養士として、「栄養の知識では誰にも負けない」という気持ちをもつようにしています。しかしその知識を医療につなげるためには、目の前で行われている治療の流れを読む力と、最低限の疾患や治療、薬剤の知識も必要になります。そのチカラを身につけるためには、とにかくベッドサイドや病棟に出向き（居座り）、毎日カルテをみて、医療の流れを肌で感じることで、栄養管理を提案・実行する"隙間"をみつけることが徐々にできるようになります。医師・看護師から相談されたことに対応するだけではなく、自分のなかでその患者にとっての理想の栄養管理を思い描きながら、患者のためになると思ったことは機を逃さずに"空気を読んで"提案できるようになれば、かならず「ドクターに任される管理栄養士」になれると思います。今、目の前にある問題や疑問を後回しにせず、一つひとつクリアしていけば、いずれその道は開けると思います。

短腸症候群

第2章

症例でわかる経腸栄養プランニングのポイント

できました。

短腸症候群における 経腸栄養剤選択のポイント

①短腸（症候群）の病態・病期を考慮した 栄養投与方法を選択する。
②腸蠕動亢進期の下痢は経腸栄養で悪化する 可能性がある。
③しかし絶食は腸管順応を遅らせるため、 経腸栄養は排便コントロールを行いながら 少量ずつ開始する。
④栄養剤や食事の調整だけではなく、腸管 順応を促進する栄養素の投与や止瀉薬など の細かな調整が必要である。

⑤切除部位によって異なる栄養学的なリス クを考える（とくに回盲部の有無、大腸 の有無など）。

引用・参考文献

1) Pironi, L. et al. ESPEN guidelines on chronic intestinal failure in adults. Clin. Nutr. 35 (2), 2016, 247-307.
2) 小山真ほか. 小腸広範切除後の代謝と管理. 消化器 外科セミナー. 22, 1986, 181-204.
3) Andorsky, DJ. et al. Nutritional and other postoperative management of neonates with short bowel syndrome correlates with clinical outcomes. J. Pediatr. 139 (1), 2001, 27-33.
4) American Gastroenterological Association. American Gastroenterological Association medical position statement : short bowel syndrome and intestinal transplantation. Gastroenterology. 124 (4), 2003, 1105-10.

8 脳神経外科（急性期）

国家公務員共済組合連合会大手前病院栄養管理室管理栄養士　**後藤啓太**（ごとう・けいた）

施設紹介

　当院は大阪市内に位置し、許可病床数は401床、診療科は27科、24時間体制で救急患者を受け入れる二次救急病院です。毎年4,000件以上の救急車による搬送があり、二次救急のみならず、循環器疾患や脳血管疾患では三次救急も積極的に行っています。

施設で採用している経腸栄養剤のラインナップ・選択手順

　施設で採用している経腸栄養剤は 表 のとおりです。

　集中治療領域では、病態に応じた患者個々の栄養管理が必要だと考えています。そのため、集中治療室（ICU）での経腸栄養プロトコールはありません。ただし、一般病棟では医師や管理栄養士による経腸栄養剤の選択手順の差を少なくするためにプロトコールを作成しています（図1）。

症例紹介

◎ 患者紹介

患者：40歳代、男性。
疾患名：左被殻出血。
主訴：右片麻痺、失語。
既往歴：高血圧症。

◎ 現病歴

　会社で会議中にいすから突然倒れ、右片麻痺および失語を認めたため、当院救急搬送。頭部コンピュータ断層撮影（CT）にて正中偏位（midline shift）を伴う左被殻出血を認め、緊急入院。意識レベルは JCS I-3 で保てており保存的加療の方針となるが、3時間後の頭部CTで midline shift が増悪していた。そのため、緊急開頭血腫除去術を施行し、術後ICU管理となった。

◎ 介入時身体所見・血液検査所見・画像所見

身体所見：身長167.0cm、体重68.1kg、BMI

表 当院で採用している経腸栄養剤のラインナップ

商品名	グルタミンF	ペプタメン®スタンダード	ペプタメン®AF	MA-ラクフィア®1.0	アクトエールアクア®
タイプ	食物繊維製剤	消化態	消化態	半消化態	半固形栄養剤
概要	・L-グルタミン10g ・グアーガム分解物5g ・水150mLに溶解 ・ショット注入	・1.5kcal/mL	・1.5kcal/mL	・1.0kcal/mL ・3種類の食物繊維配合 ・シールド乳酸菌配合	・1.0kcal/g ・胃瘻のみ使用可

商品名	アイソカルサポート®	MA-R 2.0	グルセルナ®-REX	明治リーナレン®LP
タイプ	半消化態	半消化態	半消化態	半消化態
概要	・1.5kcal/mL ・高濃度タイプ ・2パックまでREF-P1®1パックで使用可能 ・グアーガム分解物配合（サンファイバー®不要）	・2.0kcal/mL ・高濃度タイプ ・2パックまでREF-P1®1パックで使用可能	・1.0kcal/mL ・血糖コントロール用 ・低糖質組成	・1.6kcal/mL ・腎不全用流動食 ・低リン、低カリウム ・たんぱく質調整用

商品名	ブイ・クレス®CP10	くだものの栄養+Fiber	アバンド®	REF-P1®	サンファイバー®
タイプ	液体	液体	粉末	半固形化剤	食物繊維製剤
概要	・コラーゲンペプチド ・ビタミン、微量元素補給 ・褥瘡対策	・たんぱく質付加せずビタミン、微量元素補給可能 ・褥瘡対策	・水250mL程度で溶解 ・HMB製剤 ・褥瘡対策	・胃内で半固形状態にすることが可能	・水50mLで溶解 ・グアーガム分解物 ・下痢、便秘の改善に1〜3包/日

商品名	エンシュア・リキッド®	エンシュア®H	ラコール®NF配合経腸用液	ラコール®NF配合経腸用液半固形剤	エレンタール®配合内用剤	アミノレバン®EN配合散
タイプ	半消化態	半消化態	半消化態	半固形栄養剤	成分栄養剤	半消化態
概要	・1.0kcal/mL ・医薬品	・1.5kcal/mL ・医薬品	・1.0kcal/mL ・医薬品	・1.0kcal/g ・医薬品の半固形栄養剤 ・胃瘻のみ使用可	・医薬品 ・粉末タイプ ・水250mLで溶解すると1.0kcal/mL	・1.0kcal/mL ・医薬品 ・粉末タイプ ・水180mLで溶解すると200mLとなる ・BCAAを多く含有

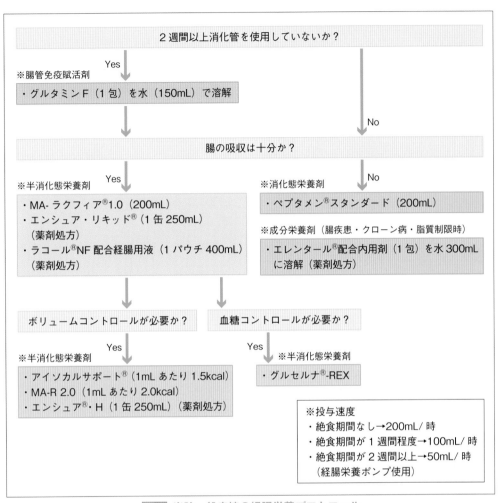

図1 当院一般病棟の経腸栄養プロトコール

24.4kg/m²、標準体重 61.4kg。

血液検査：Alb 4.3g/dL、CRP 1.49mg/dL、Hb 14.6g/dL、AST 30U/L、ALT 26U/L、BUN 8.8mg/dL、Cre 0.71mg/dL、eGFR 97.2mL/分/1.73m²、Na 141mEq/L、K 4.0mEq/L、LDL-C 189mg/dL、HDL-C 73mg/dL、Glu 70mg/dL。

そのほか：腸蠕動音良好、腹壁ソフト、浮腫なし、NIHSS 19点、JCS Ⅱ-10、血圧127/72mmHg、平均血圧90mmHg、心拍数 90回/分、SpO₂ 99%、体温 35.9℃。頭部CTは図2に示す。

● 栄養スクリーニングを含めた総合的アセスメント

SGA：（A）栄養状態良好。

NRS 2002：スコア2。

CONUT：0点（正常）。

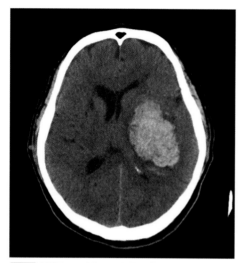

図2 頭部コンピュータ断層撮影（CT）画像

GNRI：118（リスクなし）。
NICE基準：リフィーディング症候群リスクなし。

● 診断：疾患および栄養状態

　左被殻出血、開頭血腫除去術後、栄養状態良好。

● 初期治療計画（栄養ケアプラン）

　1週間後の目標栄養量（ICU入室後7日目）は、エネルギー1,700kcal、たんぱく質82g、脂質47g、炭水化物237g、水分2,040mL。
ICU入室後1～2日目：最終目標栄養量の約25％（エネルギー400kcal、たんぱく質20g）、注入速度20mL/時。
ICU入室後3～4日目：最終目標栄養量の約50％（エネルギー800kcal、たんぱ

く質40g）、注入速度30mL/時。
ICU入室後5～6日目：最終目標栄養量の約75％（エネルギー1,200kcal、たんぱく質60g）、注入速度40mL/時。

　まずはICU入室後、遅くとも48時間以内に経口摂取または経腸栄養の開始を検討します。脳卒中におけるpermissive underfeedingのメリットは、over feeding回避による高血糖リスクの低減だと考えます。

　脳梗塞患者の約6割が耐糖能異常を有しているとされています[1]。脳卒中急性期は、術後の侵襲ストレスによる異化亢進状態のため血糖値が上昇しやすく、高血糖を来しやすい病態です。また急性期の高血糖が脳卒中患者の予後不良因子になるとされています[2]。これらを念頭において、経腸栄養投与前と投与開始後の血糖値を確認し、消化態栄養剤や糖尿病用経腸栄養剤などの経腸栄養剤の選択を行います。

● 入院経過

第1病日

　JCS I-3を保てており、保存的加療の方針となり降圧加療を開始しましたが、3時間後の頭部CTでmidline shiftが増悪していました。そこで、緊急開頭血腫除去術を施行して術後ICU管理となりました。

第2病日

　鎮静を終了して抜管後、自発呼吸が保てていることを確認しました。JCSはII-10で、指示の入りも不良です。身体計測および栄養アセスメントを実施し、目標栄養量

を算出しました。平均血圧 90mmHg、昇圧薬の使用はありません。腸蠕動音、血糖値などを確認し、循環動態は安定していると判断して、医師へ経腸栄養開始と今後のプランを提案しました。

第3病日

ICU 入室 40 時間後に経鼻胃管より 20mL/時で経腸栄養を開始しました。言語聴覚士（ST）が介入し、経口摂取を開始していく方針となりました。しかし、JCS Ⅱ-10 で指示の入りが不良であるため、経口摂取は困難と判断して経腸栄養継続となりました。

第7病日

意識レベルに改善あり、JCS Ⅰ-3。不快感からか、経鼻胃管を自己抜去してしまいました。再度、ST が介入して嚥下評価を実施したところ、覚醒は悪いものの誤嚥兆候がないため、経口摂取できると判断して嚥下調整食（学会分類コード 2-1）を 1 日 1 食から開始しました。経口摂取のみでは目標栄養量の充足は困難と判断し、経鼻胃管再挿入を依頼して経腸栄養を併用する方針とし、ICU 退室となりました。

第8病日

再度、経鼻胃管を自己抜去してしまいました。医師より「経鼻胃管の自己抜去をくり返しているため、できれば経口摂取で必要栄養量を充足させてほしい」と相談がありました。経鼻胃管の再挿入は行わず、経口摂取のみでの栄養管理の方針となりました。

第9病日

JCS は Ⅰ-3、覚醒改善傾向があります。

ST による食事介助中に、嚥下状態の確認と食形態の変更をカンファレンスしました。食形態を学会分類コード 3 へアップさせました。食事のみでは必要栄養量は充足できないため、栄養補助食品を追加しました。

第13病日

食形態を学会分類コード 4 へアップさせました。ST より「食形態をアップさせる予定です。食事は 10 割摂取できそうですが、栄養補助食品を外すことは可能ですか？」と相談がありましたが、学会分類コード 4 では目標栄養量への充足は困難であるため、栄養補助食品は継続する方針となりました。

第20病日

軟菜食へ食形態をアップさせました。経口摂取のみで必要栄養量が充足できると判断し、栄養補助食品は終了しました。

第30病日

転院となりました。

● 再プランニング

第4病日

経腸栄養投与開始 2 日目に、血糖値のモニタリングを実施しました。血糖値は正常と判断して、半消化態栄養剤への変更を検討・提案しました。

第5病日

半消化態栄養剤への移行を検討しましたが、便性状を確認したところ、水様便が続いていました。そのため、消化態栄養剤の継続を提案しました。

【第 7 病日】

　水様便に改善があり、半消化態栄養剤への変更を提案しました。

【第 8 病日】

　ICU 退室のタイミングで必要栄養量を再算出しました。エネルギー 2,000kcal、たんぱく質 100g、脂質 55g、炭水化物 285g。

○ 症例の結果

　経腸栄養開始後、消化器症状などのトラブルはありませんでしたが、経鼻胃管の自己抜去が続き、経口摂取へと移行しました。経口摂取開始時は覚醒不良も続き、食事摂取量が安定しませんでした。

　ところが、覚醒状態の改善に伴い食事摂取量の増加がみられ、1 日 3 食の経口摂取のみで必要栄養量が確保できるようになり、回復期リハビリテーション病院へ転院となりました。

脳神経外科（急性期）における経腸栄養剤選択のポイント

①『脳卒中治療ガイドライン2021』では、脳卒中発症後 7 日以上にわたって十分な経口摂取が困難な患者では、経腸栄養または中心静脈栄養を行うことは妥当である[3] とされている。しかし、循環動態が安定していれば ICU 入室後 24 時間以内に嚥下評価を実施し、経口または経腸栄養のどちらかの栄養補給ルートを決定し、遅くとも 48 時間以内に腸管の使用を行う[4]。

②中枢性嘔吐のリスクも考慮し、24 時間持続投与から開始する。

③経腸栄養開始後の下痢のリスクを考慮し、消化態栄養剤（ペプタメン® AF など）から投与開始する。

ドクターに任される管理栄養士になるために

Column

「すべては患者のために」を信念に、日々患者と向き合う

　ドクターに任せられる管理栄養士になるためにも、私は栄養室に閉じこもってカルテを眺めるのではなく、1 秒でも多く患者のもとに行き、患者から得た情報を栄養管理や治療につなげるように心がけています。

　われわれ管理栄養士は、院内唯一の栄養の専門家です。そのため、医師や看護師など多職種の人たちと対等に、また根拠をもって患者の治療戦略について話し合えるように、栄養学以外にもさまざまな知識の獲得が必要なのではないでしょうか。「すべては患者のために」を信念に、栄養学的観点から治療をよりよい方向に導けるよう、日々患者と向き合っています。

④消化態栄養剤の投与開始2日目に消化器症状などのモニタリングを行い、3日目から半消化態栄養剤への変更を検討する。

⑤経腸栄養開始前と開始後に血糖値のモニタリングを行い、血糖値が高いようであれば消化態栄養剤から糖尿病用経腸栄養剤（グルセルナ®-REX など）への変更や、血糖値に問題がなければ半消化態栄養剤への変更を行う。

引用・参考文献

1) Urabe, T. et al. Prevalence of abnormal glucose metabolism and insulin resistance among subtypes of ischemic stroke in Japanese patients. Stroke. 40（4）, 2009, 1289-95.

2) Kagansky, N. et al. The role of hyperglycemia in acute stroke. Arch. Neurol. 58（8）, 2001, 1209-12.

3) 日本脳卒中学会 脳卒中ガイドライン委員会編. 脳卒中治療ガイドライン2021. 東京, 協和企画, 2021, 320p.

4) 日本集中治療医学会 重症患者の栄養管理ガイドライン作成委員会. 日本版重症患者の栄養療法ガイドライン. 日本集中治療医学会雑誌. 23（2）, 2016, 185-281.

9 重症肺炎

社会医療法人近森会近森病院臨床栄養部管理栄養士　**黒川萌音**（くろかわ・もね）

社会医療法人近森会近森病院臨床栄養部部長　**宮島功**（みやじま・いさお）

はじめに

「施設紹介」「施設で採用している経腸栄養剤のラインナップ・選択手順」は 77 ページを参照してください。

症例紹介

● 患者紹介

患者：80 歳代、女性、施設入所中。

主訴：低酸素血症。

疾患名：重症肺炎、急性腎障害。

既往歴：直腸がん術後（ストーマ造設後）、肺アスペルギルス腫術後、レビー小体型認知症。

● 現病歴

数日前より咳や呼吸苦があったが、とくに変わった様子はなかった。朝、施設職員が訪室した際に意識レベル低下、頻呼吸にて救急要請を行った。救急隊接触時には SpO₂ 60％台であり、当院搬送となった。

来院時、呼びかけに開眼・うなずきはあったが発語はできない状態であった。来院時のバイタルサインは、血圧 110/80mmHg、心拍数 110/min、動脈血液ガス分析は、pH 7.117、PaO₂ 72.7mmHg、PaCO₂ 52.1mmHg、HCO₃⁻ 16.1mEq/L、ABE －12.6mEq/L、SBE －11.6mEq/L、Lac 8.9mmol と混合性アシドーシスの状態であった。胸部コンピュータ断層撮影（CT）で右肺全体と左肺下葉に広範囲にすりガラス影および無気肺があり、重症肺炎の診断にて気管挿管、人工呼吸器管理および抗菌薬の投与が開始された。

● 介入時身体所見・血液検査所見・画像所見

身体計測：身長 153.2cm（予測）、体重 53.1kg（予測）、BMI 22.6kg/m²、％ IBW 102.8％、％ AMC 92.0％、下腿周囲長（CC）29cm。

血液検査所見：表1 参照。

動脈血液ガス分析：表2 参照。

尿検査：表3 参照。

画像所見：胸部 CT にて右肺全体と左肺下

表1 介入時血液検査所見

WBC	21,600/μL	BUN	30.5mg/dL
Hb	9.5g/dL	Cre	1.17mg/dL
PLT	35,800/μL	Na	148mEq/L
CRP	40.71mg/dL	K	4.0mEq/L
CPK	63U/L	P	6.9mg/dL
LDH	381U/L	Alb	2.8g/dL
GOT（AST）	38U/L	TG	68mg/dL
GPT（ALT）	40U/L	Tcho	135mg/dL
ChE	120U/L		

表2 介入時動脈血液ガス分析

pH	7.117
PaO₂	72.7mmHg
PaCO₂	52.1mmHg
ABE	− 12.6mEq/L
SBE	− 11.6mEq/L
HCO₃⁻	16.1mEq/L
Lac	8.9mmol

表3 介入時尿検査

蛋白	2 ＋
潜血	±
硝子円柱	1 ＋
顆粒円柱	1 ＋

葉に広範囲な湿潤影、すりガラスおよび無気肺あり。背筋、腸腰筋ともに枯渇しており筋肉内脂肪が多く、腎実質は萎縮。

栄養スクリーニングを含めた総合的アセスメント

入院時に看護師によるスクリーニングを実施し、栄養障害のリスクが高いと評価されました。その後、管理栄養士による入院前の食事内容の把握や嚥下機能評価、義歯の有無を確認しました（図）。

診断：疾患および栄養状態

A-DROPスコアによる重症判定（**表4**）[1]にて4点であり、重症肺炎であると診断されました。

入院前は嚥下障害を認めず、普通食を摂取できていたようです。血液検査ではChE、Tchoは基準値より低値であり、軽度から中等度の低栄養を疑いました。また、CONUTスコアは8点と中等度の栄養障害を認めました。BMIは標準範囲内ですが、％AMCやCCは低値であり、サルコ

3kg 以上の体重増減	不明
1 週間の平均摂取量が 60％以下	不明
著しく下痢・嘔吐	いいえ
浮腫	いいえ
Alb 値 3.0g/dL 以下	はい
褥瘡	いいえ

患者背景
・入院前の食事内容・形態：並飯、並菜、水分とろみなし
・嚥下障害：なし
・義歯：上下総義歯

栄養状態
・CONUT：8 点
　（Alb 2.8g/dL、TLC 1,000/μL、Tcho 135mg/dL）
・身体計測
　% IBW 102.8％、% AMC 92.0％、CC 29cm

図　栄養スクリーニング

ペニアを疑いました。さらに、CT でも骨格筋は枯渇しており、栄養障害の進行のリスクが高いと判断しました。

初期治療計画（栄養ケアプラン）

必要栄養量の設定

Harris-Benedict の式を用いて基礎代謝量を算出し、必要栄養量を 1,400kcal/ 日（BEE = 1,076kcal × AF 1.0 × SF 1.3）としました。たんぱく質量については、腎機能障害は考えられましたが、『日本版重症患者の栄養療法ガイドライン』[2] を参照し、下限の 1.2g ×体重≒65g/ 日を目標としました。

腸管使用について

『日本版重症患者の栄養療法ガイドライン』[2] では、24 ～ 48 時間以内に腸管を使用することが推奨されています。当院での重症患者の腸管使用についてのおもな評価項目は 表5 に示しているとおりです。

循環動態が安定していれば間歇投与、ショック後や昇圧薬の使用、嘔吐や下痢のリスクがある際には 24 時間持続投与を選択しています。本症例では、昇圧薬の使用はなく、循環動態は安定しており、消化器症状はありませんでした。酸素化については、挿管後の P/F 比は 119 でしたが、翌日には P/F 比は 89 と悪化傾向でした。しかし、循環動態は安定し、消化器症状のトラ

表4 A-DROP システム（文献1より）

A（Age）：男性70歳以上、女性75歳以上
D（Dehydration）：BUN 21mg/dL以上または脱水あり
R（Respiration）：SpO$_2$ 90%以下（PaO$_2$ 60torr以下）
O（Orientation）：意識変容あり
P（Blood Pressure）：血圧（収縮期）90mmHg以下

軽　　症：上記5つの項目のいずれも満たさないもの。
中等症：上記項目の1つまたは2つを有するもの。
重　　症：上記項目の3つを有するもの。
超重症：上記項目の4つまたは5つを有するもの。
　　　　　ただし、ショックがあれば1項目のみでも超重症とする。

表5 当院の腸管使用に際してのおもな評価項目

1. 血圧
2. スワンガンツカテーテルにおける指標
3. 昇圧薬の有無
4. 動脈血液ガス分析（乳酸値、アシドーシスの有無）
5. 腹部所見（打診、聴診、触診）
6. 画像所見（腸管ガスの有無）
7. 胃管排液量

ブルはなく経過できており、腸管使用は可能と判断しました。

栄養投与ルート

気管挿管や非侵襲的陽圧換気療法（NPPV）の人工呼吸器を使用している患者においては、経鼻経管栄養を選択します。人工呼吸器のなかでもNPPVを装着している患者においては、経口摂取も可能ですが、経腸栄養を選択する際には、逆流した際の陽圧換気に伴う誤嚥・窒素リスクが高まるため、24時間持続投与を選択します。本症例では気管挿管にて人工呼吸器管理であったため、栄養獲得方法は経鼻経管栄養を選択しました。消化器症状のトラブルはありませんでしたが、腹臥位療法を施行していたため、逆流・嘔吐予防のために少量24時間投与を選択しました。

経腸栄養について

●栄養剤の選択

循環動態や酸素化が不安定で、腸管虚血のリスクがあるときや下痢などの消化器症状が出現しているときなどには消化態栄養剤を選択します。一方で、循環動態に問題がないときや消化器症状にトラブルがないとき、絶食期間が短いときには、半消化態栄養剤を選択します。グルタミン製剤については、循環動態が安定せず長期的に腸管を使用できないときに投与を検討します。本症例では、循環動態は安定していましたが、入院時にLac 8.9mmolと高値であり、

酸素灌流の低下から腸管虚血のリスクもあると考え、消化・吸収に負担の少ない消化態栄養剤を選択しました。また、たんぱく質量の確保を行うために少量・高たんぱく質のペプタメン®AF を選択しました。

●投与方法・投与量

入院日には腹臥位療法を施行しており、嘔吐・逆流予防に少量24時間持続投与を選択しました。本症例では嘔吐や逆流予防に、400mL を 17mL/h から投与を行い、段階的に投与栄養量を増量させるプランを作成しました（表6）。

◯ 入院経過と栄養管理

［IUC 入室 1 〜 2 日目］

重症肺炎にて気管挿管されていた患者に対して、入院時 P/F 比は 119 でしたが、翌日には P/F 比 89 と悪化傾向でした。しかし、循環は維持されていたため、入室48時間以内（27時間）に少量の経腸栄養を開始しました。ICU 入室直後には酸素化が保てず、腹臥位療法を実施しました。腹臥位療法中でも 24 時間持続投与を継続していましたが、嘔吐や逆流などのトラブルもなく継続することができていました。

［ICU 入室 3 日目］

腹臥位療法を実施し呼吸状態は改善傾向でした（P/F 比 126）。腹臥位中でも、主治医、リーダー看護師と相談して、24 時間持続投与で経腸栄養の増量を行うこととしました。フェンタニルクエン酸塩を投与しており、排便コントロールのためにナルデメジントシル酸塩の投与が開始となりまし

た。水分量については、血圧は維持できており、投与水分量を絞った管理を行う方針でした。経腸栄養からの投与水分量を主治医に伝え、水分量の調節も行いました。

［ICU 入室 4 日目］

P/F 比は 172 と改善傾向でした。消化器症状のトラブルもなく、栄養量の増量を行い、経腸栄養から 1,200kcal/ 日確保できるようになりました。

［ICU 入室 5 日目］

血液検査では P 値が 1.6mg/dL と低値になりました。24 時間持続投与にて経腸栄養を施行していたため、インスリン製剤を使用していたことや消費に伴う低下が考えられ、回診時に主治医に P 補正について相談しました。また、栄養量については、設定している必要栄養量の 7 割以上となっていたため、栄養アップの見送りについて相談しました。

［ICU 入室 7 日目］

自発換気（SPONT）モードにて呼吸器のウィーニングを施行できていました（P/F 比 210）。P 値は正常値まで上昇しました。血液検査では BUN の推移は低下傾向で、eGFR もおおむね横ばいで経過していました。目標のたんぱく質量は確保できていましたが、呼吸筋の仕事量も多く腎機能も増悪していなかったため、エネルギー量、たんぱく質量の確保は必要と考え、表6 の Step4 へステップアップする相談を行いました。

表6 栄養プランニング

NO.1	EN（経腸栄養）	合計エネルギー量 水分量　など
Step1	【24時間持続投与】 ペプタメン®AF（400mL） ※17mL/h	〈ENのみ〉 600kcal 38g protein 水分310mL
Step2	【24時間持続投与】 ペプタメン®AF（600mL） ※25mL/h	〈ENのみ〉 900kcal 57g protein 水分465mL
Step3	【24時間持続投与】 ペプタメン®AF（600mL） ペプタメン®スタンダード（200mL） ※34mL/h	〈ENのみ〉 1,200kcal 67g protein 水分618mL
Step4	【24時間持続投与】 ペプタメン®AF（600mL） ペプタメン®スタンダード（400mL） ※42mL/h	〈ENのみ〉 1,500 kcal 78g protein 水分771mL

○ 再プランニング

　腹臥位療法が終了となったタイミングで24時間持続投与から間歇投与へ段階的に移行しました。また、BUNの推移をみても上昇していないため、呼吸筋の仕事量からもたんぱく質量を増量していきました。

○ 症例の結果

　重症肺炎に対して気管挿管、人工呼吸器管理、抗菌薬の投与を行いました。入院日のP/F比は119でしたが、腹臥位療法の実施、抗菌薬の投与にて、ICU入室7日目にはP/F比210と改善傾向でした。重症肺炎に対して腹臥位療法を施行している患者でも、少量24時間投与であれば嘔吐・逆流なく経腸栄養を実施することができました。また、24時間持続投与を継続することで早期に栄養量を増量していくことが可能であると考えました。

重症肺炎における 経腸栄養剤選択のポイント

①腸管使用の評価を行い、48時間以内に腸管使用を行う。

②循環が不安定なときや人工呼吸器の種類だけでなく、嘔吐や逆流のリスクがあれば24時間持続投与を選択する。

③循環動態が安定していても腸管虚血のリスクがあれば消化態栄養剤を選択する。

④1週間程度はunderfeedingで管理する。

⑤腹臥位療法が終了したタイミングで間歇投与への移行を検討する。

引用・参考文献
1) 日本呼吸器学会成人肺炎診療ガイドライン2017作成委員会編. "市中肺炎：肺炎の診断". 成人肺炎診療ガイドライン2017. 東京, メディカルレビュー社, 2017, 12.
2) 日本集中治療医学会重症患者の栄養管理ガイドライン作成委員会. 日本版重症患者の栄養療法ガイドライン. 日本集中治療医学会雑誌. 23（2）. 2016, 185-281.
3) 関雅文. 成人肺炎診療ガイドライン2017のポイントと課題：最近のインフルエンザ診療の考え方も含めて. 日本呼吸ケア・リハビリテーション学会誌. 28（2）. 2019, 174-8.

ドクターに任される管理栄養士になるために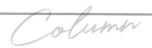

重症患者も怖くない！

　重症患者に対して早期に栄養開始を行うための評価がわからず、医師の指示待ちになり、栄養開始が遅くなってしまうこともあるかと思います。しかし、重症患者こそ早期に腸管を使用して栄養管理を行っていくことが重要であると考えます。循環や腹部所見など評価するポイントをつかむことで、自信をもって早期の腸管使用を医師に提案することができるようになります。日常業務において少しでも参考になることがあれば幸いです。

10 重症急性膵炎

独立行政法人労働者健康安全機構大阪労災病院栄養管理部管理栄養士　**藤野滉平**（ふじの・こうへい）

施設紹介

　当院は大阪府堺市に位置する、678床、29診療科、平均在院日数9.2日（2022［令和4］年度）の急性期総合病院です。また、地域がん診療連携拠点病院の指定、地域医療支援病院の承認も受け、南大阪地区の中核病院としての役割を担っています。

　栄養管理部では「治療に即した栄養管理の実践」を基本方針に、入院患者に対する栄養管理業務に力を注いでいます。治療経過に応じて、重症期から退院調整時まで、入院中の経腸栄養患者のほとんどのプランニングを管理栄養士が担当しています[1]。

施設で採用している経腸栄養剤のラインナップ・選択手順

　施設で採用している経腸栄養剤のラインナップは 表1 のとおりです。

　経腸栄養剤の選択手順を 図 に示します。経腸栄養に関しては、①投与水分量の調整が行いやすい、②ステップアップ時の目標栄養量への到達が早い、③拘束時間の短縮を図ることができるという点から、「水分先行投与＋濃縮栄養剤使用」を基本的な考え方としています。また、単一の栄養剤のみの使用にとらわれず、必要に応じて複数の経腸栄養剤を組み合わせて使用しています（種類の違う経腸栄養剤を混ぜての投与はしません）。

　基本的に、栄養剤を選択する際は「電解質制限の必要性」「消化吸収能への配慮の必要性」「3大栄養素のバランス」により選択肢が分かれます。とくに呼吸・循環不全や高度侵襲を伴う重症病態では、通常時と比較して生体内での栄養素の代謝や消化管機能が大きく変化・変動します。そのため、これら3つの要素を同時に勘案して栄養剤を選択する必要があります。

　また、各種合併症に対しては形骸的な対応を行わず、詳細な患者個々へのアセスメントをとおして原因検索を行い、対応を決定するようにしています。

　今回紹介した栄養剤の選択法はあくまで基本であり、実際にはこれにあてはまらない症例もあります。「病名をみて、病態をみ

表1 当院で採用している経腸栄養剤のラインナップ

商品目	採用のポイント
アイソカル®Bag 2K	2.0kcal/mL の濃縮タイプ、標準組成として。
CZ-Hi1.5 アセプバッグ	1.5kcal/mL の濃縮タイプ、高たんぱく組成として。
ペプタメン®スタンダードバッグ	1.5kcal/mL の濃縮タイプ、標準組成の消化態栄養剤として。
ペプタメン®AF	1.5kcal/mL の濃縮タイプ、高たんぱく組成の消化態栄養剤、おもに重症期用として。
明治リーナレン®MP	1.6kcal/mL の濃縮タイプ、標準組成、電解質制限用として。
明治リーナレン®LP	1.6kcal/mL の濃縮タイプ、低たんぱく組成、電解質制限用として。
PG ソフトEJ	1.5kcal/g の濃縮タイプ、メーカー表記粘度 20,000mPa・s の高粘度半固形化栄養剤として。
グルセルナ®-REX	1.0kcal/mL の標準タイプ、耐糖能異常用として。
アミノレバン®EN 配合散	肝不全用として。
エレンタール®配合内用剤	炎症性腸疾患、脂質制限用、成分栄養剤として。
エネーボ®配合経腸用液	1.2kcal/mL の濃縮タイプ、標準組成として。※医薬品
ラコール®NF 配合経腸用半固形剤	在宅などでの半固形化栄養剤用として。※医薬品
ミルクプロテイン P-10	たんぱく質強化用として。※粉末
アバンド®	創傷治癒用として。※粉末
グルタミンF	グルタミン強化用として。※粉末
サンファイバー®	食物繊維（PHGG）強化用として。※粉末

ない」ということがないように、治療経過に応じた臨機応変な対応が重要だと考えています[1]。

症例紹介

患者紹介

患者：80 歳代、女性。

疾患名：胆石性重症急性膵炎、総胆管結石性胆管炎、敗血症性ショック、播種性血管内凝固症候群（DIC）、うっ血肝、肺水腫。

主訴：腹痛。

既往歴：糖尿病、大腸がん術後、右乳がん術後、高血圧症。

現病歴

　X 月 n 日夜間より右季肋部痛があり、翌日前医受診。胆管炎の診断にて、同日、内視鏡的逆行性胆管膵管造影（ERCP）目的に当院救急入院となる。造影コンピュータ断層撮影（CT）にて、総胆管結石と、膵臓周囲から腎下極におよぶ脂肪識濃度上昇を認め、胆石性重症急性膵炎、総胆管結石性

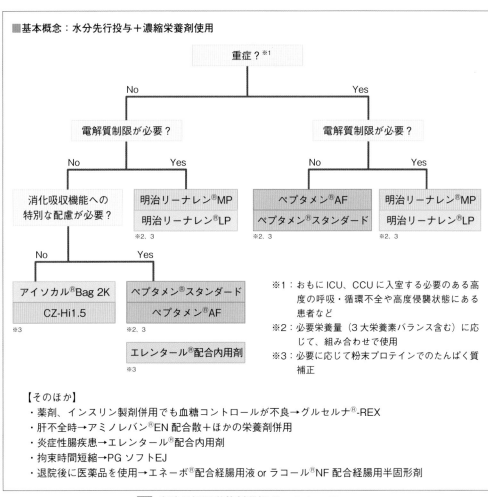

■基本概念：水分先行投与＋濃縮栄養剤使用

重症？※1

No / Yes

No側：

電解質制限が必要？

No / Yes

No側： 消化吸収機能への特別な配慮が必要？

No / Yes

No： アイソカル®Bag 2K ／ CZ-Hi1.5
※3

Yes： ペプタメン®スタンダード ／ ペプタメン®AF
※2、3

エレンタール®配合内用剤
※3

Yes側（電解質制限）： 明治リーナレン®MP ／ 明治リーナレン®LP
※2、3

Yes側：

電解質制限が必要？

No / Yes

No： ペプタメン®AF ／ ペプタメン®スタンダード
※2、3

Yes： 明治リーナレン®MP ／ 明治リーナレン®LP
※2、3

※1：おもに ICU、CCU に入室する必要のある高度の呼吸・循環不全や高度侵襲状態にある患者など
※2：必要栄養量（3 大栄養素バランス含む）に応じて、組み合わせで使用
※3：必要に応じて粉末プロテインでのたんぱく質補正

【そのほか】
・薬剤、インスリン製剤併用でも血糖コントロールが不良→グルセルナ®-REX
・肝不全時→アミノレバン®EN 配合散＋ほかの栄養剤併用
・炎症性腸疾患→エレンタール®配合内用剤
・拘束時間短縮→PG ソフトEJ
・退院後に医薬品を使用→エネーボ®配合経腸用液 or ラコール®NF 配合経腸用半固形剤

図 当院の経腸栄養剤選択 Decision Tree

胆管炎の診断となった。ERCP 前に血圧低下および呼吸状態が悪化し、気管挿管のうえで ERCP 開始。内視鏡的経鼻胆管ドレナージチューブ（ENBD tube）、内視鏡的経鼻膵管ドレナージチューブ（ENPD tube）を留置し、ICU 入室となった。

○ 介入時身体所見・血液検査所見・画像所見など

ICU 入室 2 日目の所見は以下のとおりです。

身体所見：身長 147.0cm、入室時体重 64.0kg、BMI 29.6kg/m^2、IBW 47.5kg。

意識：JCS 200、RASS − 2、プロポフォール 10mL/ 時、フェンタニルクエン酸塩

3mL/時。

呼吸：P/F 比 223（挿管管理中、呼吸器モード SIMV、FiO$_2$ 60%、PEEP 10）。

循環： 血 圧 111/70mmHg（ 平 均 血 圧 83mmHg）、心拍数 92bpm、尿量 2mL/時、乳酸リンゲル液 100mL/時、ノルアドレナリン 0.20 γ 7mL/時、バソプレシン 2mL/時、ヒドロコルチゾンコハク酸エステルナトリウム 2mL/時。

消化器：腹部平坦、ENBD tube 排液 6mL/時、ENPD tube 排液 12mL/時。

血液検査（ERCP 前→ICU 入室 2 日目）：T-Bil 4.3 → 6.9mg/dL、AST 106 →7,727U/L、ALT 59→1,763U/L、ALP 213→175 U/L、P-AMY 2,100→1,158U/L、ガベキサートメシル酸塩投与中。

腎機能：BUN 29mg/dL、Cre 2.95mg/dL、eGFR 12.3mL/分 /1.73m^2、Na 145mEq/L、K 4.0mEq/L、CT 所見より腎臓の萎縮はなし。

糖代謝：血糖値 145mg/dL、インスリン製剤投与なし。

感染：体温 37.5℃、抗菌薬のメロペネム水和物を投与中。

CT 所見：脂肪量が多く、腸腰筋は軽度の萎縮がみられる。

○ 栄養スクリーニングを含めた総合的アセスメント

①高度侵襲による呼吸・循環不全を伴う重症患者である。

②P/F 比が低く酸素化不良。人工呼吸器管理中である。

表2 消化管使用禁忌（文献 2 を参考に作成）

- 汎発性腹膜炎
- 腸閉塞
- 難治性嘔吐
- 麻痺性イレウス
- 難治性下痢
- 活動性の消化管出血

③大量輸液、大量輸血はなし。ノルアドレナリン 0.20 γ に加えバソプレシン、ヒドロコルチゾンコハク酸エステルナトリウムを投与しているものの、平均血圧は 60mmHg 以上を維持し、カテコールアミン増量の予定はなし。

④消化管使用禁忌（**表2**）[2] の該当はなく、触診では腹部緊満感なし。腹部 X 線でも特筆すべき所見なし。

⑤重症急性膵炎、胆管炎に対して、ENPD tube と ENBD tube を留置。排液あり。

⑥乏尿となっており、重症急性膵炎に対しての積極的輸液療法は終了予定。持続緩徐式血液濾過透析（CHDF）開始の方針。

⑦もともと糖尿病を患っており、高度の侵襲、副腎皮質ホルモン薬を使用中であることから、血糖コントロールに十分な配慮が必要。

⑧GNRI は 91 で中等度リスク。

⑨入院前最終摂食は X 月 n 日 19 時 30 分。家族と 5 人暮らしで、日常生活動作（ADL）は自立していた。

⑩肥満体型であり、急性発症の疾患であることから、入院前の食事摂取量不足の可能性は低いと考える。

⑪治療方針は呼吸、循環管理を行いつつ、

CHDFにて除水。カテコールアミンを減量し、抜管をめざす。

◯ 診断：疾患および栄養状態

前述の⑧〜⑩より、入院前の栄養障害はなしと判断しました。ただし、急性膵炎および敗血症性ショック、多臓器不全にて今後栄養障害へ陥るリスクは高いと考えられました。また、症状発症まで食事を摂取していたことから、消化管機能は保たれていると考えました。

◯ 初期治療計画 （栄養ケアプラン）

下記の内容を計画し、主治医へ提案しました。

目標栄養量

目標栄養量は標準体重および入室時体重を用いて算出しました。

目標エネルギーは、ICU入室初期のAcute Phase Early Period[3]を、消化管機能維持を目的に500kcal（trophic feeding）[4]と設定し、ICU入室7日目までの目標として、『日本版重症患者の栄養療法ガイドライン』[5, 6]を参考に、950〜1,200kcal（20〜25kcal/IBWkg/日）としました。

目標たんぱく質は、各種ガイドラインからも高たんぱく質投与が推奨されていますが、急性期初期の高たんぱく質投与が有害であった報告もあり、『日本版敗血症診療ガイドライン2020』では急性期のたんぱく質投与量を1.0g/kg/日未満とすることが推奨されています[7]。そのため、ICU入室初

期のAcute Phase Early Period[3]は50〜65g（0.8〜1.0g/kg/日）とし、入室7日目までの目標として、『日本版重症患者の栄養療法ガイドライン』[5, 6]を参考に、77g（1.2g/kg/日）以上としました。

水分量はCHDFにて除水を図る方針であり、可能な限り水分量を減らすこととしました。

栄養投与ルートの検討

前述の③、④より、経腸栄養開始に対する阻害因子[2, 5]はなく、『日本版重症患者の栄養療法ガイドライン』[6]および『急性膵炎診療ガイドライン2021（第5版）』[8]より、早期経腸栄養の適応であると判断し、ICU入室後13時間40分で経腸栄養を開始しました。『急性膵炎診療ガイドライン2021（第5版）』では、経腸栄養チューブの先端位置は空腸に限らず胃内留置でもよいと推奨されている[8]ため、胃内留置としました。

もともと栄養障害がなく、投与水分量を可能な限り減らす必要があったため、経静脈栄養は投与しないこととしました。

栄養剤の選択

脂質投与により膵外分泌を抑えること、また、ガイドラインではプレ／プロバイオティクスの投与をしないことが推奨されている[6]ことから、エレンタール®配合内用剤を選択し、不足するたんぱく質量をミルクプロテインP-10で補う方針としました。

また、エレンタール®配合内用剤による浸透圧性の下痢がないことを確認後、希釈濃度を1.0kcal/mLから1.5kcal/mLへ変更

し、水分投与量を抑える計画としました。

経腸栄養に関連する消化器合併症の予防

膵炎の炎症が腎下極にまでおよんでおり、炎症波及による消化管蠕動不良が予想されたため、消化管運動機能改善薬を使用することとしました。

血糖コントロール

今後の血糖値上昇が予想されたため、血糖値の乱高下を避けるために栄養投与量を段階的に増やすこととしました。主治医と協議し、経腸栄養を24時間持続投与で行うことから、インスリン製剤も持続投与で管理することとなりました。

⚫ 入院経過

ICU 入室 3 日目

カテコールアミンは漸減できており、CHDF での除水がすすんだことから呼吸器の設定が下げられはじめました。経腸栄養に起因する合併症はなく、エレンタール®配合内用剤の投与量を 20mL/ 時へ増量し、ミルクプロテイン P-10 の投与も開始しました。

ICU 入室 4 日目

消化器不耐症状はなく、エレンタール®配合内用剤の希釈濃度を 1.0kcal/mL から 1.5kcal/mL へ変更しました。血糖コントロールに配慮し、栄養投与量が増加するため投与流量は増やさないこととしました。

ICU 入室 5 日目

CRP は低下傾向を認め、除水もすすみ、体重は低下傾向となりました。ICU 入室後の排便がみられず、腹部 X 線にて下行結腸

に便塊が認められたため、排気処置を開始しました。消化器不耐症状はなく、エレンタール®配合内用剤を 30mL/ 時へ増量し、目標栄養量に到達しました。血糖値は乱高下なく 200mg/dL 前後で推移しました。

入室 7 日目までの栄養投与量の経過と検査値の推移を **表3** に示します。

ICU 入室 9 ～退室

ICU 入室 9 日目、急性膵炎による仮性動脈瘤の破裂が起こり、9、10 日目に画像下治療（IVR）が施行されました。ICU 入室 14 日目に気管切開を施行しました。

ICU 入室 18 日目に嘔吐がありました。イレウスの診断となったため、経腸栄養を中止し、中心静脈栄養（TPN）を開始しました。ICU 入室 27 日目にはイレウスが改善傾向となり、経腸栄養を再開しました。その際、急性膵炎の炎症は治まっていると考えられたため、消化態栄養剤（ペプタメン®AF）に変更しました。

その後、呼吸器管理を離脱し、一般病棟へ移りました。

重症急性膵炎における経腸栄養剤選択のポイント

---

① 『日本版重症患者の栄養療法ガイドライン』[6] および『急性膵炎診療ガイドライン 2021（第 5 版）』[8] では、重症急性膵炎に対して、入院後 48 時間以内に開始する早期経腸栄養が推奨されている。

② 重症急性膵炎に対する早期経腸栄養は、死亡率の低下、多臓器不全発生率の低下、

表3 入室7日目までの栄養投与量の経過と検査値の推移

<table>
<tr><th colspan="2">項目（単位）</th><th>1日目</th><th>2日目</th><th>3日目</th><th>4日目</th><th>5日目</th><th>6日目</th><th>7日目</th></tr>
<tr><td rowspan="3">投与栄養量</td><td>水分（mL）</td><td>−</td><td>100</td><td>417</td><td>530</td><td>740</td><td>740</td><td>740</td></tr>
<tr><td>エネルギー（kcal）</td><td>−</td><td>120</td><td>480</td><td>750</td><td>1,280</td><td>1,280</td><td>1,280</td></tr>
<tr><td>たんぱく質（g）</td><td>−</td><td>5.3</td><td>36.6</td><td>56.4</td><td>87.5</td><td>87.5</td><td>87.5</td></tr>
<tr><td rowspan="18">検査値</td><td>Na（mEq/L）</td><td>141</td><td>145</td><td>139</td><td>136</td><td>136</td><td>135</td><td>135</td></tr>
<tr><td>K（mEq/L）</td><td>3.5</td><td>4.0</td><td>4.7</td><td>4.5</td><td>4.0</td><td>3.6</td><td>3.9</td></tr>
<tr><td>T-Bil（mg/dL）</td><td>4.3</td><td>6.9</td><td>9.5</td><td>8.3</td><td>6.4</td><td>5.1</td><td>5.2</td></tr>
<tr><td>Alb（g/dL）</td><td>3.3</td><td>3.7</td><td>3.0</td><td>2.5</td><td>2.4</td><td>2.2</td><td>2.0</td></tr>
<tr><td>AST（U/L）</td><td>106</td><td>7,727</td><td>2,564</td><td>782</td><td>282</td><td>145</td><td>77</td></tr>
<tr><td>ALT（U/L）</td><td>59</td><td>1,763</td><td>1,289</td><td>726</td><td>397</td><td>242</td><td>143</td></tr>
<tr><td>ALP（U/L）</td><td>213</td><td>175</td><td>260</td><td>281</td><td>222</td><td>206</td><td>200</td></tr>
<tr><td>γ-GT（U/L）</td><td>364</td><td>208</td><td>176</td><td>134</td><td>112</td><td>112</td><td>113</td></tr>
<tr><td>P-AMY（U/L）</td><td>2,100</td><td>1,158</td><td>372</td><td>141</td><td>73</td><td>97</td><td>124</td></tr>
<tr><td>BUN（mg/dL）</td><td>16</td><td>29</td><td>33</td><td>36</td><td>43</td><td>54</td><td>60</td></tr>
<tr><td>Cre（mg/dL）</td><td>1.10</td><td>2.95</td><td>3.13</td><td>2.74</td><td>2.39</td><td>2.23</td><td>2.41</td></tr>
<tr><td>eGFR（mL/分/1.73m^2）</td><td>36.2</td><td>12.3</td><td>11.5</td><td>13.3</td><td>15.5</td><td>16.7</td><td>15.4</td></tr>
<tr><td>CRP（mg/dL）</td><td>0.99</td><td>14.39</td><td>34.42</td><td>32.51</td><td>17.17</td><td>7.99</td><td>7.69</td></tr>
<tr><td>WBC（μ/L）</td><td>13,700</td><td>22,470</td><td>28,570</td><td>35,600</td><td>33,190</td><td>19,520</td><td>20,470</td></tr>
<tr><td>PT（%）</td><td>86.9</td><td>30.7</td><td>50.7</td><td>86.9</td><td>100.0</td><td>100.0</td><td>100.0</td></tr>
<tr><td>PT-INR</td><td>1.08</td><td>2.03</td><td>1.44</td><td>1.08</td><td>0.95</td><td>0.97</td><td>1.00</td></tr>
<tr><td>Dダイマー（μg/mL）</td><td>4.60</td><td>87.40</td><td>73.20</td><td>142.60</td><td>120.40</td><td>65.40</td><td>50.70</td></tr>
</table>

敗血症発症率の低下、入院期間の短縮などをもたらすと報告されている[6, 8, 9]。

③早期経腸栄養を開始する前に、経腸栄養の禁忌条件（**表2**）[2]に該当していないかかならず確認する。

④重症急性膵炎に対する経腸栄養の投与経路は、空腸に限らず十二指腸や胃に栄養剤を投与してもよいと推奨されている[8]。

⑤ただし、膵炎は広範囲に炎症が波及し、消化管蠕動運動が低下しているおそれがあるため、胃食道逆流などの消化器不耐症状には注意が必要である。

⑥消化器不耐症状を予防するために、理学所見、腹部X線、排便状況を観察し、必要に応じて経腸栄養剤の投与量や投与速度の調整、薬剤の使用などを考慮する。

⑦シンバイオティクスに関しては、『日本版重症患者の栄養療法ガイドライン』[6]では推奨されておらず、適応は慎重に検

討する必要がある。

⑧経腸栄養剤の選択について、『急性膵炎診療ガイドライン2021（第5版）』では現在推奨されているものはない[8]。自施設の考えや症例ごとに検討するとよい。当院では脂質投与により膵外分泌を抑えることと、食物繊維の投与を避ける目的で、おもにエレンタール®配合内用剤を使用している。

引用・参考文献
1）西條豪. "心臓血管外科". 経腸栄養剤の病態別ベストチョイス：選択と変更のタイミングが症例でわかる！ニュートリションケア2019年冬季増刊. 西條豪編. 大阪, メディカ出版, 2019, 87-93.
2）日本静脈経腸栄養学会編. "栄養療法の選択基準". 静脈経腸栄養ガイドライン. 第3版. 東京, 照林社, 2013, 14-23.
3）Singer, P. et al. ESPEN guideline on clinical nutrition in the intensive care unit. Clin. Nutr. 38 (1), 2019, 48-79.
4）寺島秀夫ほか. Trophic feeding. 外科と代謝・栄養. 49 (1), 2015, 53-7.
5）日本集中治療医学会重症患者の栄養管理ガイドライン作成委員会. 日本版重症患者の栄養療法ガイドライン. 日本集中治療医学会雑誌. 23 (2), 2016, 185-281.
6）日本集中治療医学会重症患者の栄養管理ガイドライン作成委員会. 日本版重症患者の栄養療法ガイドライン：病態別栄養療法. 日本集中治療医学会雑誌. 24 (5), 2017, 569-91.
7）日本版敗血症診療ガイドライン2020特別委員会. 日本版敗血症診療ガイドライン2020. 日本集中治療医学会雑誌. 28 (Supplement), 2021, S1-S411.
8）急性膵炎診療ガイドライン2021改訂出版委員会編. "栄養療法". 急性膵炎診療ガイドライン2021. 第5版. 東京, 金原出版, 2021, 99-108.
9）Liu, Y. et al. Efficacy of enteral nutrition for patients with acute pancreatitis : A systematic review and meta-analysis of 17 studies. Exp. Ther. Med. 25 (4), 2023, 184.

ドクターに任される管理栄養士になるために 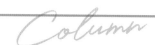 *Column*

自分の意見を具体的に提案する

　筆者は、栄養管理をドクターに任されるために必要なことは、自分の意見を具体的に提案することだと考えています。「栄養を入れてください」ではなく、なぜこの患者に栄養管理が必要で、いつ、どのように、どういった栄養を投与（栄養管理を）するのか、具体的な言葉で提案をしなければドクターには伝わりません。もちろん、具体的な提案を行うと、そこに責任が生まれます。しかし、責任を負ってはじめて信頼は得られます。病院内で唯一の専門職として栄養管理を担っていきましょう。

11 回復期リハビリテーション

前・社会医療法人共愛会戸畑リハビリテーション病院栄養科管理栄養士 **佐保麻貴**（さほ・まき）

施設紹介

社会医療法人共愛会戸畑リハビリテーション病院（当院）は、福岡県北九州市に位置し、回復期リハビリテーション（リハ）病棟74床、地域包括ケア病棟82床、緩和ケア病棟17床を有する173床の施設です。同一建物内にケアハウス（入居定員20名）を併設しています。管理栄養士は5名在籍しており、病棟担当制にて日々の栄養管理を行っています。

2021年度統計では年間入院数1,280名、入院平均年齢80.4歳となっており、平均在棟日数は回復期リハ病棟54.4日（うち脳血管疾患59.1日、運動器疾患53.7日）、地域包括ケア病棟43.9日、緩和ケア病棟18.1日です。回復期リハ病棟疾患別入院患者の割合は、運動器64.4％、脳血管24.8％、廃用症候群5.9％、対象外5.0％です。

施設で採用している経腸栄養剤のラインナップ・選択手順

当院で採用している経腸栄養剤は 表1 〜2 のとおりです。

入院する患者は大半が転院であるため、栄養情報提供書などから得た前医での経腸

表1 医薬品扱いの経腸栄養剤

区分	製品名
成分栄養剤	エレンタール®配合内用剤
消化態経腸栄養剤	ツインライン®NF 配合経腸用液
半消化態経腸栄養剤	エネーボ®配合経腸用液
	エンシュア®・H
	ラコール®NF 配合経腸用液
	ラコール®NF 配合経腸用半固形剤

表2 食品扱いの経腸栄養食

区分	製品名
消化態流動食	ペプチーノ®
	ペプタメン®スタンダード
半消化態流動食	アイソカルサポート®
	アイソカル®Bag 2K
栄養補助食品など	レナウェル®3
	アルジネード®
	リソース®グルコパル®
	ブイ・クレス®BIO
	ブイ・クレス®CP10
	アイソカル®100
	明治メイバランス®Mini
	エプリッチドリンクすいすい
	元気ジンジン®
	GFO®
	サンファイバー®
	ビフィズス菌末 BB 536
	OS-1®

栄養投与内容を参考に、消化態栄養剤・半消化態栄養剤や疾患に応じた経腸栄養剤を使い分けています。消化器トラブル発生などの理由で速度調整が必要な場合は、経腸栄養ポンプを使用することもあります。また、リハ時間を考慮した投与時間・内容の調整や、薬価の栄養剤で血糖コントロールを行うなど、在宅復帰に向けたプランニングを実施しています。

当院では経腸栄養管理の患者に対し、病棟担当管理栄養士が栄養プラン表を作成し、その栄養プラン表が看護師の投与手順書として該当患者のベッドサイドに掲示さ

れます。参考までに、当院のマニュアルから栄養プラン表の見本を示します（**図1**）。

症例紹介

● 患者紹介

患者：90歳代、女性。

疾患名：アテローム血栓性脳梗塞の再発。

既往歴：約2ヵ月前にアテローム血栓性脳梗塞を発症し、てんかん重積状態。2型糖尿病、高血圧症、気管支喘息、骨粗鬆症、難聴。

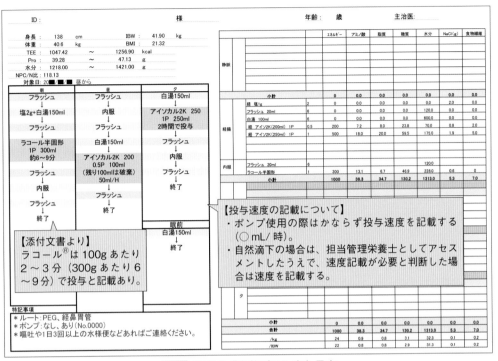

図1 当院の「栄養プラン表」見本

◯ 現病歴

難聴のため、日ごろから筆談でコミュニケーションをとっていた。独居で長女が食事などの支援をしていた。X月n日、言動がおかしくなり、筆談での意思疎通が困難となる。その2日後、長女が食事を持っていくが本人は寝ていたため、食事をおいて帰宅。翌日、再度訪れると食事をとっていなかった。室内高温状態のために救急要請され、二次救急指定病院へ搬送。脳梗塞再発疑い、症候性てんかんの重積状態疑い、熱中症の疑いで入院。

抗てんかん薬の投与と脱水補正により、意識レベルはJCS Ⅱ-20 から JCS Ⅰ-3 へ改善した。しかし食事を摂取しない状況が続き、経口薬も吐き出してしまうため経鼻胃管を留置し経腸栄養管理となり、発症後35日、当院回復期リハ病棟へ入院した。

◯ 介入時身体所見・血液検査所見・画像所見

身体所見：身長149.5cm、体重44.4kg、BMI 19.9kg/m²。

血液検査所見：Alb 2.4g/dL、BUN 15.7mg/dL、Cre 0.51mg/dL、Tcho 114mg/dL、TG 94mg/dL、LDL-C 58mg/dL、CRP 0.33mg/dL、Hb 11.0g/dL、HbA1c 6.0%。Glu（食前）朝103/昼139/夕122mg/dL、（食後）朝152/昼174/夕

147mg/dL。

MRI 所見：左中大脳動脈途絶。

そのほか：第2腰椎椎体骨折のためコルセット装着。

栄養スクリーニングを含めた総合的アセスメント

MNA®-SF：6点（低栄養）。

機能的自立度評価法（FIM）：38点（運動21点、認知17点）。

目標FIM：63点。

Barthel Index：10点。

改訂水飲みテスト、フードテスト：嚥下あり、呼吸良好、むせなし、口腔残留なし。

している ADL：移乗は監視、移動は車いす介助。

できる ADL：歩行車歩行。

そのほか：高次脳機能障害（記憶）、摂食障害、JCS Ⅰ-3、筆談による意思疎通が可能、両手背浮腫あり（拘束によるものと思われる）。

体重は初回発症時より3kg減少し、健常時は体重が維持できていたと推察しました。前医で経腸栄養を開始後、3食の経口摂取も併用していましたが、実際のところ、経口からの摂取はほぼできていない状態でした。ポイントは以下の3つです。

①摂食障害（先行期の障害）による経口摂取困難の状態である。

②経鼻経腸栄養管理中であり、今後の栄養ルート検討が必要である。

③約2ヵ月で6.5%の体重減少がある。

初期治療計画（栄養ケアプラン）

患者本人は「ご飯は食べたことがないのよ、だからわからない」とくり返し訴え、食事をセッティングしても手をつけようとしない状況でした。上下の義歯も装着を拒否していました。

入院当日に、長女に自宅での食事内容を聞くと、肉や魚などは好き嫌いなく食べ、ケーキやチョコレート、コーヒー味のものはあまり食べませんが、くだもののゼリーは好んでいたとのことでした。また、1人分の量は食べられませんが、長女がやわらかめの副食を用意し、食べにくそうなときはきざんでいたようでした。

担当の言語聴覚士と相談し、まずは前医と同様のミキサー食で評価していくことにしました。経腸栄養剤は、前医で1.5kcal/mLの栄養剤を1日1,200kcal投与されていました。血糖コントロールは問題なく経過し、嘔吐や下痢などのトラブルもないため、当院でも同様の栄養剤を選択しました。初期治療計画のポイントは以下の3つです。

①経腸栄養にて必要栄養量を充足させ、今後経口摂取へ移行できるか検討する。

②経腸栄養継続の場合、胃瘻など今後の方針を確認する。

③必要栄養量を充足させ、体重減少を防ぐ。

必要栄養量やリハ目標は以下のとおりです。

必要エネルギー量：1,300kcal。（BEE［925］× 活動係数［1.3 〜 1.4］×ストレス係数［1.0］）。

必要たんぱく質量：52g（1.2g/kg）。

必要水分量：1,300mL（BW × 30mL）。

経腸栄養：1,350kcal、たんぱく質51.3g。アイソカルサポート®300-300-300mL、白湯100-50-100mL、食塩2g。

経口摂取：ミキサー食。前医では3食提供されていたが、ほぼ食べていないため昼のみ提供へ変更。

リハ短期目標：日常生活動作（ADL）介助量軽減、食事摂取量増大。

リハ長期目標：独歩監視で施設退院。

◯ 入院経過

経過を 表3 に示します。

（第4病日）

バルーンを抜去しますが、自尿はありませんでした。導尿しても排尿が少ないため、白湯量を増やし（200-200-200mL）、ウラピジル（エブランチル®）を開始しました。その後、尿量は改善しました。2型糖尿病は薬物療法をしておらず、血糖測定は問題がないため終了しました。

（第8病日）

ミキサー食から、きざみ食水分とろみつきへ変更しました。摂食嚥下障害はありませんが、年齢相応の低下はあるため、水分はとろみつきとしました。義歯の装着を拒否し、無歯顎で食事を摂取していました。

（第11病日）

経口摂取がすすまない原因として、食形態がきざみ食である可能性を考え、ライト食（たこ焼きを提供するなど、食の楽しみを優先する食種）へ変更しました。

（第15病日）

食形態を、軟菜一口大水分とろみつきへ変更しました。

（第22病日）

経口摂取量が0 〜 2割と改善がみられないので、選択食（粥と梅びしお、温泉卵、ゼリー）へ変更しました。しかし改善はみられませんでした。

◯ 再プランニング

主治医や担当スタッフと、摂食不良の原因について相談しました。経腸栄養管理による空腹感の欠如を疑い、経腸栄養を減量することにしました。

（第35 〜 37病日）

3日間限定で、朝食では経腸栄養を投与せず、昼食は選択食（粥と梅びしお、豆腐、バナナ）提供後の経腸栄養投与、夕食は経腸栄養のみへ変更しました。また、長女が自宅でつくった料理を差し入れましたが、経口摂取量は改善しませんでした。

（第43病日）

胃管交換時に胃管挿入を拒否されたことから経腸栄養が中止となり、経口摂取（軟菜一口大ハーフ食水分とろみつき）のみとなりました。予想外の経口摂取移行で、必要栄養量確保は困難でありながら、経口摂取で栄養管理を実施するしかない状況となりました。

そこで、経口摂取がすすまない原因を精

表3 症例経過

		入院時	第6病日	第14病日	第49病日	第79病日	第101病日	第113病日（退院時）
必要栄養量 エネルギー量（kcal）/ たんぱく質量（g）		1,300/52	1,300/52	1,300/52	1,500/56	1,500/56	1,500/56	1,500/56
摂取栄養量 エネルギー量（kcal）/ たんぱく質量（g）	合計	1,350/51	1,500/57	1,450/55	430/23	1,250/50	620/25	1,000/4
	経口摂取	0/0	150/6	100/4	220/8	1,250/50	620/25	1,000/44
	経管栄養	1,350/51	1,350/51	1,350/51	—	—	—	—
	静脈栄養	—	—	—	210/15	—	—	—
身体計測	体重（kg）	44.4	44.9	44.4	43.5	42.1	41.8	38.9
	BMI（kg/m²）	19.9	20.1	19.9	19.5	18.8	18.7	17.4
リハビリテーション	FIM 運動	21	23	—	38	48	65	65
	FIM 認知	17	17	—	17	17	17	17
	FIM 合計	38	40	—	55	65	82	82
	単位数（P/O/S）	2/2/1 ＋摂食嚥下1単位						
	Barthel Index（点）	10	—	—	—	—	—	95
	MMSE（点）	—	—	15	—	—	—	17

査するために、担当スタッフと「KTバランスチャート®」を使用した評価を実施しました（**図2**）[1]。その後、口腔ケアを看護師へ依頼したり、食事をとる場所をデイルームから自室へ変更して環境を調整するなどさまざまに試しました。

第46病日

ビーフリード®輸液（500mL）を開始しました。また、リハ時に易怒性があったため、抑肝散（ヨクカンサン）を使用開始しました。1週間で体重が約2kg減少していたので、必要栄養量を見直し、水分摂取を促すようにしました。

必要エネルギー量：1,500kcal。（BEE［925］×活動係数［1.3〜1.4］×ストレス係数［1.0］）＋200kcal。

項目	初回評価時点数（第38病日）	2回目評価時点数（第57病日）
①食べる意欲	1	2
②全身状態	5	5
③呼吸状態	5	5
④口腔状態	2	3
⑤認知機能（食事中）	3	4
⑥咀嚼・送り込み	2	4
⑦嚥下	4	4
⑧姿勢・耐久性	5	5
⑨食事動作	4	4
⑩活動	4	4
⑪摂食状況レベル	2	2
⑫食物形態	4	4
⑬栄養	2	2

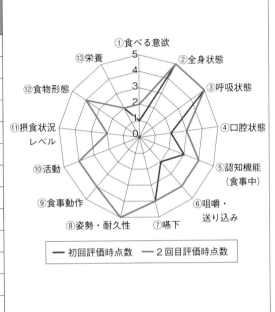

図2 患者の KT バランスチャート®

（小山珠美編. 口から食べる幸せをサポートする包括的スキル：KT バランスチャートの活用と支援. 第2版. 東京, 医学書院, 2017. 16. より作成）

必要たんぱく質量：56g（1.3g/kg）。
必要水分量：1,300mL（BW × 30mL）。

（第50病日）

水分のとろみづけが解除されました。

（第51病日）

患者の長女に、リハカンファレンスへ参加してもらい、動画で撮影した患者の食事風景をみせながら、経口摂取が困難であることを説明しました。経口摂取困難の原因は、左中大脳動脈の狭窄で左優位半球の血流障害が起こっていることによる高次機能障害であると考えられるため、回復は困難です。

今後、人工栄養をするかしないかを判断する時期だということを説明し、栄養補給方法について、親族で方針を決めてもらうことになりました。

（第53〜56病日）

KN3号輸液（500mL）を投与しました。

（第62病日）

胃瘻を造設する方針となり、患者と長女が急性期病院を受診しました。しかし受診の際、長女から「ここまで生きてきて、十分がんばったのに、さらに寿命を延ばしたところで幸せなのかわからなくなってきました。少し食べているようなので、このま

までよいとも思います」という発言があり、胃瘻造設は中止になりました。

患者はもともと編みものが好きだったことから、リハ以外の時間も編みものをして過ごし、集中して取り組む様子もみられました。経口摂取量に変動はありますが、5割ほど食べられる日もでてきました。

（第 69 病日）

明治メイバランス®Mini を 1 本付加し、食事摂取量は約 500kcal と改善傾向がみられました。

（第 72 病日）

軟菜一口大ハーフ食から、全量へアップしました。食事摂取量も約 1,200kcal へと改善しました。

（第 86 病日）

新型コロナウイルス感染症（COVID-19）を発症し、食事摂取量が低下してしまいました。

（第 100 病日）

隔離が解除されました。

（第 106 病日）

介護老人保健施設へ退院となりました。

○ 症例の結果

入院時に設定した目標 FIM 63 点に対し、実際は 82 点まで改善しました。リハの長期目標であった歩行は、独歩で 60m 歩行可能となりました。

経口摂取困難の状況が続いたため、さまざまな食形態や内容を試したり、家族へ持ち込み食の協力を仰いだり、KT バランスチャート®で評価するなど、一つずつ実行

していきました。しかし改善がみえず、どこか「90 歳代だから仕方がない」という考えが自分のなかにあったのではという反省点があります。結果論ではありますが、最初から必要栄養量を 1,500kcal に設定し、もう少し多く栄養を入れていたら、体重減少が少なかったのではと思います。

そして、胃瘻造設の受診から帰ってきてから、本人の様子が変わりました。自分のために家族やほかの人が動いていることがわかったようで、その後に経口摂取量が増えたのは驚くことでした。また、編みものなどの作業療法も功を奏したと思われます。年齢にかかわらず、栄養管理のやるべきことをあたり前に実行することの重要さを再認識した症例でした。

回復期リハにおける 経腸栄養剤選択のポイント

①回復期病棟では、急性期治療を終えた患者の在宅復帰や施設退院をめざして栄養管理を行う。そのため、急性期病院で疾患別の特殊な栄養剤を使用されていても、医薬品の栄養剤へ変更することが多い。

②本当に自宅でできるのか？ 施設で可能か？ という視点を忘れずに、栄養剤選択や投与方法について検討する必要があり、管理栄養士の腕のみせどころである。

③家族が投与しやすいように半固形化栄養剤を使用して短時間で投与できるように

するなど、生活環境に合わせた栄養プランを提案する。

引用・参考文献
1) 小山珠美編. 口から食べる幸せをサポートする包括的スキル：KTバランスチャートの活用と支援. 第2版. 東京, 医学書院, 2017, 12-92.

ドクターに任される管理栄養士になるために

Column

医療従事者として自分の栄養管理に責任をもつ

当院の栄養管理は医師の指示が中心で、管理栄養士一人ひとりが自分の頭で考えて最後まで責任をもって実行できていない状態でした。他職種からみると、管理栄養士に何がどこまでできるのかわからない状況であったため、まずは担当病棟で他職種理解のために自己紹介を兼ねた短時間の勉強会を実施し、少しずつ病棟スタッフと信頼関係を築いていきました。ふだんから雑談などでコミュニケーションをとっておくことで、栄養プランの提案もスムーズにとおります。

また、病棟にいる時間も毎日数時間だけという状態でしたが、その原因は、長年続けていた雑務だということがわかりました。そこで、2021年度より2年かけて抜本的な業務改善を行い、ようやく基盤がととのってきたところです。自分たちがどこに向かうべきか、ビジョンやゴールを明確にして問題意識をもち、日々の業務に取り組むことで環境改善ができることを実感しています。うまくいかず悩んでいる人がいたら、「まず、自分が変わることでできる可能性はある」と伝えたいです。

12 褥瘡

前・医療法人財団松圓会東葛クリニック病院栄養部臨床栄養課管理栄養士
（現・なごや訪問クリニック事務長／管理栄養士）
小川晴久（おがわ・はるひさ）

施設紹介

　筆者が以前勤務していた医療法人財団松圓会は、7つの透析クリニックを有しています。その本院である東葛クリニック病院（当院）は、おもに透析患者が入院し、一部、保存期の患者や腎機能が正常な患者も入院しています。病床数は95床（一般病棟60床、療養病棟35床）です。そのため、腎機能に配慮する患者が多い専門病院です。

施設で採用している経腸栄養剤のラインナップ・選択手順

　当院でおもに使用していた濃厚流動食と経口補水液を 表 に示します。

　経腸栄養は、患者の病態、体格、栄養状態、活動量などを加味し、下記の手順で目標栄養量を設定していきます。

主たる栄養素量を決定する

　第1段階として、①エネルギー量、②たんぱく質量、③水分量を決めます。

PFC バランスを決定する

　第2段階として、①耐糖能異常がある場合の糖質含有量の調整、②まだ透析を実施していない腎疾患患者のたんぱく質調整、③肝・胆・膵疾患がある場合のたんぱく質、脂質調整を決めます。

特定の栄養素を調整する

　第3段階として、①ビタミン、②ミネラル・微量元素、③食物繊維・オリゴ糖、④アミノ酸強化、⑤コラーゲン加水分解物などを調整します。

　このように設定した内容を加味し、栄養剤などを組み合わせます。

症例紹介

患者紹介

患者：70歳代、女性。

疾患名：仙骨部褥瘡。

既往歴：糖尿病、アルツハイマー型認知症。

表 当院でおもに使用していた濃厚流動食と経口補水液

商品名	MA-R 2.0	CZ-Hi®	明治リーナレン®LP	ブイ・クレス®CP10	明治アクアサポート®
容量（水分）	200mL（139mL）	200mL（168mL）	125mL（94.8mL）	125mL（110mL）	500mL（493mL）
エネルギー	400kcal	200kcal	200kcal	80kcal	45kcal
たんぱく質	14.6g（NPC/N = 146）	10.0g（NPC/N = 100）	2.0g（NPC/N = 600）	12.0g（NPC/N = 16）	0g
商品の特徴と使用のポイント	・高濃度（2kcal/mL）のため、少ない容量で高エネルギーの確保が可能。少量のため嘔吐予防にも使用。 ・カリウムとリンが多くないため、水分制限のある透析患者に使用することが多い。	・エネルギーあたりのたんぱく質量が多い。 ・必要栄養量を投与すれば、おおむねビタミンとミネラルも必要量の補充が可能。	・エネルギーあたりのたんぱく質量が少ない。 ・たんぱく質の必要量に合わせて組み合わせることが可能。 ・糖質の吸収が穏やか。	・コラーゲンペプチドを10g配合、ビタミンと亜鉛も高濃度で多く配合しており、創傷治療に効果的。 ・「褥瘡を有する方の食事療法として使用できる食品です」という表示許可を取得している（個別評価型病者用食品）。	・ブドウ糖とNa⁺のバランスと浸透圧に配慮。吸収が早く、水より胃排泄が速い。 ・栄養剤より先に投与することで、嘔吐・下痢の予防改善に効果的。 ・ナトリウムとカリウムが多いため、腎機能低下患者は使用注意。

（表内Na⁺をNa^+と表記）

現病歴

入院3ヵ月前の在宅時は、介助で食事を全量摂取できていた。しかし、認知機能の低下により経口摂取困難、活動量低下となり前医へ入院し、その後仙骨部褥瘡発生あり。今回、仙骨部褥瘡の治療目的で入院となった。

介入時身体所見・血液検査所見

身体所見：身長145.0cm、体重42.5kg、BMI 20.2kg/m²。

血液検査所見：WBC 9,290/µL、CRP 0.6mg/dL、Hb 8.9g/dL、TP 7.4g/dL、Alb 3.5g/dL、AST 16U/L、ALT 8U/L、γ-GT 8U/L、ChE 194U/L、Fe 45µg/dL、BUN 26mg/dL、Cre 0.95mg/dL、Na 138mEq/L、K 4.0mEq/L、Cl 98mEq/L、Ca 8.3mg/dL、P 3.3mg/dL、LDL-C 102mg/dL、HDL-C 47.5mg/dL、TG 65mg/dL、HbA1c 5.9%、随時血糖 176mg/dL。

褥瘡評価

褥瘡を評価する際は、誰がみても理解できるよう、共通の物差しとして「改定

（表内Na^+, BMI $20.2kg/m^2$ と表記）

12
褥瘡

第2章

症例でわかる経腸栄養プランニングのポイント

Nutrition Care 2023 秋季増刊　　**127**

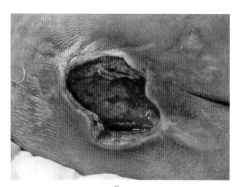

改定 DESIGN-R®2020 では、「Depth（深さ）」
「Exudate（滲出液）」「Size（大きさ）」
「Inflammation/Infection（炎症／感染）」
「Granulation（肉芽組織）」「Necrotic tissue（壊死組織）」「Pocket（ポケット）」を評価する。

【改定 DESIGN-R®2020 の表記方法】
・合計点数を 0 ～ 66 点までで採点し、点数が大きいほど重症化していると判断する。
・各項目は小文字より、大文字のほうが重症度が高い。
・D と E のあいだに -（ハイフン）をつけ、深さ（D）は合計点数に入れない。
・ポケットの後ろに合計点数をつける。

改定 DESIGN-R®2020 による評価
D4-e3s8i0g3N3p0：17 点

図1 第 1 病日の褥瘡評価

DESIGN-R®2020」を使用します[1]。改定 DESIGN-R®2020 は、重症度を大文字と小文字で分類し、数値化することで、治療の経過を客観的に評価し、治療戦略を組み立てることができます。治療戦略の組み立て方は以下のとおりです。

①優先項目は、滲出液（Exudate；E）、炎症／感染（Inflammation/Infection；I）、ポケット（Pocket；P）の 3 つ。このなかで、大文字の項目から治療をすすめる。

②①以外の大文字の項目を小文字へ移行できるように治療をすすめる。

③すべての項目が小文字であれば、数字の大きいほうからすすめる。

　症例の褥瘡評価を **図1** に示します。改定 DESIGN-R®2020 の評価は「D4-e3s8i0g3N3p0：17 点」です。E、I、P に大文字はありません。大文字の項目は深さ（Depth；D）が D4（皮下組織を超える損傷）、壊死組織（Necrotic tissue；N）が N3（柔らかい壊死組織あり）です。そのため、まずは深さを改善するための栄養療法が必要となります。

● 栄養スクリーニングを含めた総合的アセスメント

　褥瘡に関連する栄養スクリーニングの項目は、①体重、②BMI、③体重減少の有無、④浮腫の有無（胸水、腹水、下肢、そのほか）、⑤検査値（Alb、Hb、CRP）、⑥栄養補給法（経口、経腸［経口、経鼻、胃瘻、腸瘻］、経静脈、栄養補助食品の使用有無）です。そのほかに、経口（栄養）摂取量、消化器症状、口腔・摂食嚥下機能などを加え、総合的に栄養評価を行います。

　それらの項目のなかでも、褥瘡管理においては、体重減少と浮腫の有無がとくに重

図2 除脂肪体重の減少と褥瘡治癒の関係（文献2を参考に作成）

図内テキスト：

除脂肪体重の維持・修復
↑
たんぱく質
↓
褥瘡治療

●除脂肪体重の減少率10％未満↓では、経口由来のたんぱく質は創傷部へ優先的に利用される。
●除脂肪体重の減少率20％程度↓↓では、経口由来のたんぱく質は創傷治癒と除脂肪体重維持に同程度利用される。
●除脂肪体重の減少率30％以上↓↓↓では、経口由来のたんぱく質は生命に必要な除脂肪体重修復を優先し、創傷治癒は遅延する。

●除脂肪体重の減少率が15％以降で、創傷治癒を阻害する。
●体重（除脂肪体重）の減少がすすむほど、褥瘡治癒の遅延につながる。

要です。

体重減少

基礎代謝量と活動量などに必要なエネルギー量の栄養補給ができないと、体重減少が生じます。体重減少が起こるときは、筋肉量の減少や内臓たんぱくの減少といった除脂肪体重の減少が生じます。図2[2]のように、除脂肪体重が低下すればするほど褥瘡の治癒スピードが低下するため、（除脂肪）体重の推移を確認することは重要です。

浮腫

浮腫には、低Alb血症による膠質浸透圧の低下や、心不全や腎不全などの影響といったさまざまな要因があります。褥瘡患者においては、浮腫があることで組織間（細胞間）の結合が弱くなり、深さ（D）、サイズ（S）、ポケット（P）の治療に影響が出ます（図3）。浮腫を改善するために、栄養サポートやそのほかの治療を検討する必要があります。

症例の栄養アセスメント

体重減少の有無は不明ですが、前医入院前より食事が食べられなくなったことから、（除脂肪）体重の減少が考えられます。しかし、前医から経鼻経管栄養を開始しており、安定して栄養量が確保できていたと予想されました。

また、前医からの転院サマリーには、嘔吐や下痢といった消化器症状の合併症の記載がなく、浮腫もみられませんでした。そこで、入院時Alb 3.5g/dL、Hb 8.9g/dLと軽度の低下で、BMIは20.2kg/m^{2}と標準内に維持されていることから、栄養状態は「軽度栄養不良」と判断しました。

○ 診断：疾患および栄養状態

今回の主病名は「仙骨部褥瘡」です。そのため、管理栄養士としては仙骨部褥瘡の治療を促進する栄養サポートが重要となります。また改定DESIGN-R[®]2020では、深さ（D）が大文字のD（D4：皮下組織を超

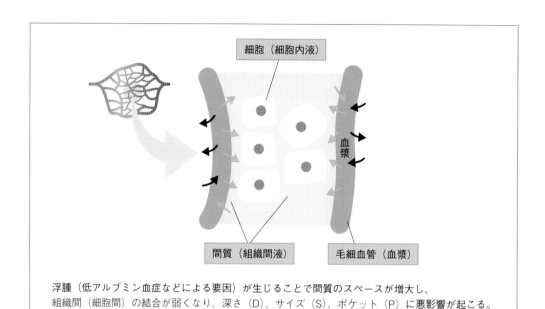

間質（組織間液）　　毛細血管（血漿）

浮腫（低アルブミン血症などによる要因）が生じることで間質のスペースが増大し、
組織間（細胞間）の結合が弱くなり、深さ（D）、サイズ（S）、ポケット（P）に悪影響が起こる。

図3 浮腫時における末梢組織（細胞）間のイメージ

える損傷）であるため、小文字のdに移行するための栄養療法が必要です。

初期治療計画（栄養ケアプラン）

まずは、ガイドラインをもとに初期治療計画を組み立てていきます。

日本褥瘡学会による『褥瘡予防・管理ガイドライン 第5版』[3]では、「褥瘡の治療にエネルギー・たんぱく質の栄養補給を提案する（推奨の強さ2C）」とあり、エネルギーは30kcal/BWkg/日以上、たんぱく質は1.0g/BWkg/日以上が必要であると考えられます。一方「NPIAP（NPUAP）/EPUAP/PPPIA ガイドライン」では、褥瘡の治療のための具体的な必要量として、エネルギー投与量30〜35kcal/BWkg/日、たんぱく質は疾患を考慮したうえで、1.25〜1.5g/BWkg/日が推奨量として採用されています[3]。また、褥瘡の深さ（D）を大文字のDから小文字のdに移行するためには、とくにしっかりとしたエネルギーの補給が必要です。

そのため、初期の目標（必要）栄養量として、エネルギー1,400kcal（33kcal/BWkg/日）、たんぱく質55g（1.3g/BWkg/日）、水分量1,275mL（30mL/BWkg/日）と設定し、下記の栄養投与内容を組み立てました。

①明治アクアサポート®（100mL）×3（毎食）。

②CZ-Hi®（500mL）×2（朝・夕）。

③明治リーナレン®LP（250mL）×1（昼）。

合計：エネルギー1,427kcal、たんぱく質

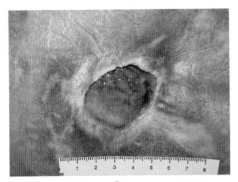

改定 DESIGN-R®2020 による評価
D3-e3s6i0g3n0p0：12 点

【第1病日からの褥瘡推移】
・深さ（D）は4から3へ浅化、創部の辺縁も改善。
・大きさ（S）は 6.0×5.5cm から 4.5×3.0cm へ縮小。
・壊死組織（N）は黄色壊死が消失。

図4 第71病日の褥瘡評価

54g、水分量 1,320mL。

なお、CZ-Hi® を使用することで、ビタミン、ミネラル、微量元素もおおむね補給できると考えられます。

入院経過

第1病日

褥瘡対策チームが介入し、陰圧閉鎖療法を開始しました（4週間）。

第43病日

褥瘡対策チーム内にて、医師から管理栄養士へ「創部の肉芽形成を高めたい」と検討依頼がありました。そこで特殊栄養剤としてブイ・クレス®CP10 を使用しました。ブイ・クレス®CP10 には、ビタミンCや亜鉛（Zn）などのビタミンや微量元素が強化されているだけでなく、コラーゲンペプチドが高濃度配合されています。それが肉芽形成に効果的だと考え、選択しました。

再プラン後の栄養投与内容は以下のとおりです。

①明治アクアサポート®（100mL）×3（毎食）。
②CZ-Hi®（500mL）×2（朝・夕）。
③明治リーナレン®LP（250mL）×1（昼）。
④ブイ・クレス®CP10（125mL）×1（昼）。
合計：エネルギー 1,507kcal、たんぱく質 66g、水分量 1,430mL。

症例の結果

体重は 45.0kg と改善し、血液検査データはほぼ横ばいではありましたが、図4 のとおり創部の改善がみられました。

褥瘡における経腸栄養剤選択のポイント

①褥瘡治療にとっては、エネルギーとたんぱく質を投与できる栄養剤を選択することが重要である。

②創部の状況によって、エネルギーとたんぱく質の割合を調整する必要がある（NPC/N比に配慮）。

③ビタミン、ミネラル、微量元素が不足しないような栄養剤を選ぶ。

④褥瘡治療に有用といわれている特殊栄養素には、コラーゲンペプチドやアルギニン、グルタミンなどがある。

⑤アミノ酸、ペプチドを投与する場合、糖新生にならないように十分なエネルギー投与を行う。

⑥肉芽形成を促す場合はコラーゲンペプチド、肉芽不良で創部の血流を改善したい場合はアルギニンの投与も有効だと思われる。

引用・参考文献

1）日本褥瘡学会編. 改定DESIGN-R®2020 コンセンサス・ドキュメント. 東京, 照林社, 2020, 32p.
2）Demling, RH. Nutrition, anabolism, and the wound healing process : an overview. Eplasty. 9, 2009, e9.
3）日本褥瘡学会編. 褥瘡予防・管理ガイドライン. 第5版. 東京, 照林社, 2022, 112p.

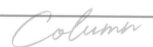

ドクターに任される管理栄養士になるために　*Column*

「栄養療法で患者のどんな問題を解決するか？」を考える

　管理栄養士として治療をすすめていくうえでの問題は何か？ 栄養療法でその問題をどのように改善できるか？ を考えて業務をすすめるようにしています。そのためにはまず、「医師がどのように治療をすすめているのか？」を考え、情報共有するようにしています。また、管理栄養士一人の力では限界があるので、かならず看護師や薬剤師などの多職種と情報共有や相談など力を借りるようにしています。

13 在宅

愛知県厚生農業協同組合連合会豊田厚生病院栄養管理室課長　**森茂雄**（もり・しげお）

施設紹介

　当院は、病床数606床（一般病棟600床、感染症病棟6床）、標榜科目40科、専門外来37科を有する地域基幹病院で、救命救急センター、がん診療連携拠点病院などさまざまな役割を担っています。訪問看護ステーション、介護保険センター、地域包括支援センターなどの関連施設を有し、急性期医療から緩和、在宅までシームレスな医療体制を構築しています。管理栄養士は、総合的な栄養管理を基盤に専門性を高められるよう日々研鑽しています。

在宅患者における 経腸栄養剤選択のポイント

　在宅では、生活全般をイメージしてから栄養プランを立案し、経腸栄養剤を選択することが重要です。退院許可が出ても「自宅で療養できない」と回答した者の自宅療養を可能にする条件は、回答が多い順に「入浴や食事などの介護が受けられるサービス」「家族の協力」「療養に必要な用具（車いす、ベッドなど）」とされています[1]。在宅では、療養者の身体・生活状況以外に介護力や経済力によって実現可能なことが決定されます。在宅経腸栄養は、経腸栄養剤の調達や一連の手技習得が課題となります。医療保険制度上、経腸栄養剤が医薬品（医師が処方箋でオーダーする医療保険適用）か、食品（食事指示箋でオーダーする全額自己負担）かによって経済的負担が異なるため、負担が少ない医薬品の経腸栄養剤を優先して選択することが多いです。

　「平成30年度診療報酬改定」において「在宅半固形栄養経管栄養法指導管理料」[2]が認められましたが、算定可能な期間が経口摂取回復をめざす1年間のみであることに注意が必要です。しかしながら、半固形状栄養剤を用いた投与は、胃食道逆流抑制、液状の流動食に比べて短時間注入可能、褥瘡予防、介護者の負担軽減になる[3]ことから、在宅における利点が多いです。

　在宅では経腸栄養剤の選定だけでなくデバイス類（機器、道具）にも注意をはらわなくてはなりません。胃瘻接続部は、新規

格である ISO 規格に統一予定でしたが、旧規格である JIS 規格も継続となり、2 種類が使用されることになりました。療養者がどちらを使用しているかによって、取り扱いが異なるので確認が必要です。

症例紹介

◯ 患者紹介

患者：80 歳代前半、女性。

家族構成：長男、長男妻、孫と同居。キーパーソンは長男妻。

介護度：要介護 1。

自宅環境：2 階建て一軒家、療養者居室は 1 階でバリアフリー施行済み。

ADL：移動；見守り（伝い歩き）、移乗；見守り、更衣；見守り、整容；一部介助、食事；全介助（胃瘻から栄養剤注入）、入浴；一部介助、排泄；一部介助。

口腔環境：自歯無、義歯無。

療養者の希望：家に帰りたい。家族にあまり迷惑をかけたくない。

家族の希望：できることは協力したいけれど、祖母も気を使うからどうしたらよいのかな。できるなら口から食べる楽しみは残してあげられないかな……。

◯ 現病歴

20XX 年 9 月に飲み込みづらさを自覚し、受診。甲状腺原発扁平上皮がんと診断。薬物療法（セツキシマブ［Cmab］）開始。20XX 年 10 月より放射線療法（60Gy/30 回）を開始するが、食道狭窄となる。自己喀痰は可能だが唾液嚥下が不可能となり、胃瘻造設後に当院へ転院し、在宅療養に向けて退院調整することとなった。

◯ 介入時身体所見・処方薬・血液検査所見

身体初見：身長 154.0cm、体重 49.1kg、BMI 20.7kg/m²。

バイタルサイン：体温 36.2℃、血圧 125/76mmHg、脈拍 92 回 / 分、SpO₂ 97％。

排泄：尿 4 回 / 日、便 1 ～ 3 回 / 日（ブリストルスケール 5 ～ 6）。

処方薬：ランソプラゾール OD 錠 15mg、1 回 1 錠・1 日 1 回。ブロチゾラム OD 錠 0.25mg、1 回 1 錠・1 日 1 回。レンドルミン®D 錠 0.25mg、1 回 1 錠・1 日 1 回。ロキソプロフェン Na 錠 60mg、1 回 1 錠（疼痛時）、亜鉛華（10％）単軟膏、1 日 1 ～数回塗布。

血液検査所見：表1 参照。

◯ 栄養スクリーニングを含めた総合的アセスメント

嚥下時に疼痛があり、唾液や痰をティッシュペーパーで拭うようにし、鎮痛薬は疼痛増強時のみの使用としました。トイレ歩行は見守りを行いましたが、ふらつきがあるため、声かけを行い、転倒予防が必要と思われました。放射線療法によって頸部周囲に掻痒感と発赤があるため、清拭時にヒルドイド®ソフト軟膏を塗布し、皮膚トラ

表1 介入時の血液検査所見

検査項目（単位）	第1病日	第3病日	第10病日	第17病日
WBC（×10^2/μL）	80	68	59	62
RBC（×10^4/μL）	355 ↓	346 ↓	334 ↓	330 ↓
Hb（g/dL）	11.6 ↓	11.1 ↓	11.0 ↓	10.9 ↓
Ht（%）	34.4 ↓	33.9 ↓	32.7 ↓	32.3 ↓
PLT（×10^4/μL）	21.1	20.4	23.3	23.7
Alb（g/dL）	3.2 ↓	2.8 ↓	3.0 ↓	3.1 ↓
T-Bil（mg/dL）	0.7	1.0	0.7	0.6
AST（IU/L）	121 ↑	15	13	14
ALT（IU/L）	194 ↑	53 ↑	13	8
LDH（IU/L）	149	116	129	132
ALP（IU/L）	575 ↑	361 ↑	275	248
γ-GT（IU/L）	324 ↑	185 ↑	98 ↑	68 ↑
BUN（mg/dL）	21.2	14.9	11.9	15.2
Cre（mg/dL）	0.44	0.54	0.47	0.49
Na（mEq/dL）	136	140	140	141
K（mEq/dL）	4.5	4.5	4.5	4.2
Cl（mEq/dL）	102	102	102	103
Ca（mg/dL）	8.6	8.4	8.7	8.7
AMY（IU/L）	69	48	40	45
CPK（IU/L）	21 ↓	17 ↓	17 ↓	17 ↓
Glu（mg/dL）	104	92	93	89
CRP（mg/dL）	2.8 ↑	―	―	2.1 ↑
eGFR（mL/分/1.73m^2）	99.7	79.7	92.8	88.6

ブルの悪化を予防します。経腸栄養による下痢症状で一時肛門周囲に発赤があり、亜鉛華（10%）軟膏を塗布します。腹壁はソフトで圧痛はなく、胃瘻部の回転は良好でした。腸蠕動音は15秒に1回聴取可能です。下痢があるため、転院前より亜鉛華（10%）単軟膏が処方されていました。下痢による脱水、電解質異常の防止が必要です。

◎ 診断：疾患および栄養状態

疾患：甲状腺原発扁平上皮がん。

栄養状態：前院にて経腸栄養1,200kcal投与。転院時で5kgの体重減少あり。

初期治療計画
（栄養ケアプラン）

胃瘻造設後の在宅療養における経腸栄養法が確立されておらず、家族の経管栄養投与手技も未習得であることから、エネルギー摂取量不足の発現予測（栄養診断コード：NI-1.4）と判断しました。半固形状栄養剤を用いた栄養管理を提案しました。

入院経過

第1病日（他院より転院）

主治医より管理栄養士に連絡があり、転院と同時に介入を開始しました。療養者と家族の希望を聴取し、栄養アセスメントを実施しました。疼痛管理における NSAIDs（ロキソプロフェン Na 錠 60mg）の使用は、脱水によって腎機能障害を助長する可能性があるため、アクアソリタ®にて水・電解調整を検討しました。栄養プランを立案し、1,200kcal より開始しました（表2）。

第2病日

栄養投与量を 1,600kcal へアップしました（表3）。

第7病日

主治医によるインフォームド・コンセントに同席しました。療養者と家族の意向をくみ、半固形栄養剤を活用した在宅経管栄養法を提案しました。棒つきあめを用いて経口訓練を開始することについて、療養者、家族より了承を得ました。

第12病日

食事指示箋でオーダーが可能な半固形状栄養剤を用いた栄養プランに変更しました（表4）。また、退院を見据えて、在宅栄養プランを立案しました（表5）。

第15病日

管理栄養士による栄養食事指導および多職種による退院前指導を実施しました。胃瘻への栄養剤注入方法、内服薬の溶解方法を薬剤師と連携して指導しました。退院後の経腸栄養剤は医師が処方箋でオーダーが可能なラコール®NF 配合経腸用半固形剤にて栄養プランを立案し、処方を調整しました。

第18病日

サービス担当者会議を開催し、在宅関連職種と情報共有を行いました。在宅サービスを確認し、栄養剤を注入するタイミングを示したスケジュールを提示しました（表6）。家族より「口から食べられるのは、どこまで可能か？」との質問があり、退院後の経口摂取は棒つきあめまでは可能であることを伝えました。

在宅経過

第20病日（在宅1日目）

自宅退院。在宅療養開始。訪問看護師、ケアマネジャーにて退院後の状況を確認しました。

在宅2日目

管理栄養士が関係職種と連携して、在宅経管栄養のフォローを開始しました。

在宅9日目

経管栄養手技を確認し、身体・生活面の課題を確認しました。

表2 第 1 病日栄養プラン

内容	エネルギー (kcal)	たんぱく質 (g)	脂質 (g)	糖質 (g)	Na (mEq)	K (mEq)	水 (mL)	備考
アイソカル®2K Neo 400kcal × 3 200mL/ 時間	1,200	36	51	143	62	23	420	朝・昼・夜
アクアソリタ® 250mL × 3	52	0	0	13	25	15	750	栄養剤投与前
薬剤溶解水 50mL × 2							100	
フラッシュ 50mL × 3							150	
合計	1,252	36	51	156	87	38	1,420	

表3 第 2 病日栄養プラン

内容	エネルギー (kcal)	たんぱく質 (g)	脂質 (g)	糖質 (g)	Na (mEq)	K (mEq)	水 (mL)	備考
アイソカル®2K Neo 600・400・600kcal 200mL/ 時間	1,600	48	68	192	84	30	560	朝・昼・夜
アクアソリタ® 250mL × 3	52	0	0	13	25	15	750	栄養剤投与前
薬剤溶解水 50mL × 2							100	
フラッシュ 50mL × 3							150	
合計	1,652	48	68	205	109	45	1,560	

表4 第 12 病日栄養プラン

内容	エネルギー (kcal)	たんぱく質 (g)	脂質 (g)	糖質 (g)	Na (mEq)	K (mEq)	水 (mL)	備考
PG ソフト 500・500・600kcal	1,600	64	35	250	93	52	700	朝・昼・夜
追加水 200mL ＋食塩 0.5g × 3					25		600	とろみつき 栄養剤投与前
薬剤溶解水 50mL × 2							100	
フラッシュ 50mL × 3							150	
合計	1,600	64	35	250	118	52	1,550	

13

在宅

第 2 章 症例でわかる経腸栄養プランニングのポイント

表5 在宅栄養プラン

内容	エネルギー (kcal)	たんぱく質 (g)	脂質 (g)	糖質 (g)	Na (mEq)	K (mEq)	水 (mL)	備考
ラコール®NF 配合経腸用半固形剤 300kcal × 5 600·300·600	1,500	65	33	234	48	52.5	1,140	朝・昼・夜
追加水 50mL ＋食塩 0.5g × 3					25		150	とろみつき 栄養剤投与前
薬剤溶解水 50mL × 2							100	
フラッシュ 50mL × 3							150	
合計	1,500	65	33	234	73	52.5	1,540	

表6 在宅生活および栄養剤注入スケジュール

時間	生活	栄養	訪問サービス	通所サービス3回／週
7：00	起床			
8：00	朝食	栄養剤注入	朝食	
9：00			看護師による健康確認	通所サービス送迎（該当日）
10：00	散歩			入浴
11：00				
12：00	昼食	栄養剤注入	昼食	昼食
13：00	テレビ鑑賞			レクリエーション
14：00				
15：00	おやつ（棒つきあめ）		おやつ（棒つきあめ）	おやつ（棒つきあめ）
16：00				通所サービス送迎（該当日）
17：00				帰宅
18：00	夕食	栄養剤注入		
19：00				
20：00				
21：00	就寝			
22：00				

在宅 16 日目

通所サービスで体重測定を実施しました。経口摂取の希望を考慮し、在宅療養を継続しています。

● 再プランニング

在宅における栄養投与の課題は「栄養剤」「生活面」「介護力」など、要因を分けて対策を講じることが大切です。栄養投与方法の変更は、生活全般に影響します。基本の栄養プランをつくり、下痢があれば経口補水液や100％オレンジジュースなどを追加し、逆流があれば投与量、水分投与時間を変更するなど、複数の展開が可能なプランが望ましいです。また、在宅療養の栄養改善は多職種連携が必須です[4]ので、課題を共有しましょう。

本症例においても、入院中は食品タイプの半固形栄養剤を使用していましたが、在宅に向けて医薬品の半固形栄養剤で栄養プランを立案しました。また、各種サービスの利用を確認し、栄養剤の注入スケジュールおよび経口によるおやつ（棒つきあめ）の提案を行いました。

● 症例の結果

半固形栄養剤を活用することで療養者と介護者の生活時間にあわせた在宅療養を継続することができました。通所サービスや短期入所サービスは、栄養剤投与時間が送迎や入浴に影響します。在宅療養における半固形栄養剤の短時間注入は、療養者と家族、双方の時間を確保することができます。しかし、経管栄養を導入したからといって経口摂取の可能性を本人や家族が諦めているわけではありません。入院中に経口摂取不可と診断された場合でも、その後の在宅療養で経口摂取の可能性を相談されることも多いです。経管栄養管理で必要栄養量が充足しても、療養者および家族への心理的なサポートとして「食べる楽しみ」をさまざまな側面から検討することも重要です。

在宅における
経腸栄養剤選択のポイント

①療養者と家族の希望、生活に一致している栄養プランを立案する。
②療養者、介護者が実施、継続できる栄養剤を使用する。
③栄養プランの修正、変更が必要最小限で済むように検討する。
④制度（医療保険、介護保険など）の活用を踏まえて調整する。
⑤多職種連携を意識して栄養プランを立案し、調整する。

引用・参考文献
1) 厚生労働省. 令和2（2020）年受療行動調査（確定数）の概況. (https://www.mhlw.go.jp/toukei/saikin/hw/jyuryo/20/dl/kakutei-kekka-gaiyo.pdf, 2023年7月閲覧).
2) 厚生労働省. 診療報酬の算定方法の一部改正に伴う実施上の留意事項について. 保医発0305第1号（令和2年3月5日）. (https://www.mhlw.go.jp/content/12400000/000604939.pdf, 2023年7月閲覧).
3) 星智和. "経腸栄養剤の種類と選択". 日本臨床栄養代謝学会JSPENテキストブック. 日本臨床栄養代

謝学会編. 東京, 南江堂, 2021, 226-39.
4）日本在宅栄養管理学会監修. "地域共生社会での訪問栄養食事指導が果たす役割". 訪問栄養食事指導 実践テキストブック. 東京, メディア・ケアプラス, 2021, 31.

ドクターに任される管理栄養士になるために　　*Column*

他職種・療養者・家族から信頼される管理栄養士になろう！

　管理栄養士は、人の役に立ちたいという思いをもったサポート上手な人が多いと感じます。経験年数や知識があるから信頼されるわけではありません。あなたが一生懸命続けていることで、他職種や療養者、家族から「○○さん、ありがとう」と信頼されるようになります。才能の差はわずかでも努力の差は大きいです。療養者や家族が幸せになれるかかわりを続けることで、おのずと結果は伴うようになります。

MEMO

索引

★増刊への感想・提案

　このたびは本増刊をご購読いただき、まことにありがとうございました。編集室では今後も、より皆さまのお役に立てる増刊の刊行を目指してまいります。つきましては本書に関するご感想・ご提案などがございましたら、当編集室までお寄せください。また、掲載内容につきましてのご質問などがございましたらお問い合わせください。

★連絡先

〒 532-8588　大阪市淀川区宮原 3-4-30 ニッセイ新大阪ビル 16F
株式会社メディカ出版「ニュートリションケア編集室」
E-mail：nutrition@medica.co.jp

The Japanese Journal of Nutrition Care　　ニュートリションケア 2023 年秋季増刊（通巻 206 号）

ドクターに任される管理栄養士になる！
経腸栄養プランニング

2023 年 9 月 1 日発行	編　著	西條　豪
	発 行 人	長谷川 翔
	編集担当	富園千夏・高坂美波・西川雅子
	編集協力	吉井有美・加藤明子
	組　版	稲田みゆき
	発 行 所	株式会社メディカ出版
		〒 532-8588　大阪市淀川区宮原 3-4-30
		ニッセイ新大阪ビル 16F
		編集　　　　　　電話：06-6398-5048
		お客様センター　電話：0120-276-115
		E-mail　nutrition@medica.co.jp
		URL　https://www.medica.co.jp
	広告窓口	総広告代理店（株）メディカ・アド 電話：03-5776-1853
	デザイン	創基 市川竜
	イラスト	ホンマヨウヘイ
定価（本体 2,800 円＋税）	印刷製本	株式会社シナノ パブリッシング プレス

ISBN978-4-8404-8106-9

乱丁・落丁がありましたら、お取り替えいたします。
無断転載を禁ず。
Printed and bound in Japan